Für:

Michael Kernbach

# Baujahr 1980

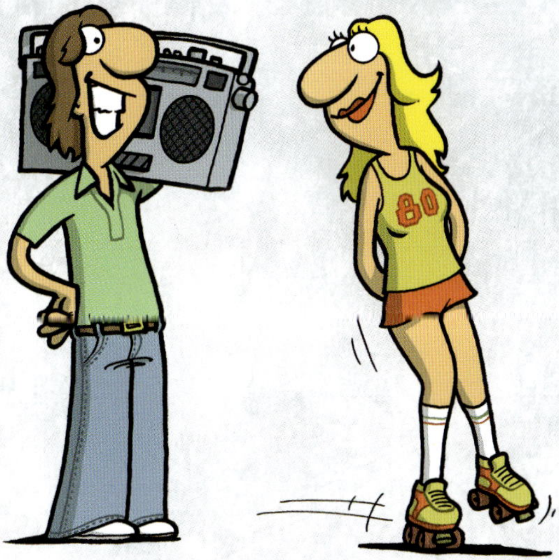


LAPPAN

# Baujahr 1980 Sowas baut heut Keiner mehr!

**Das Jahr 1980 markiert einen wichtigen Wendepunkt** in der Herstellung von Menschenkindern. Statt wie noch in den 60er- und 70er-Jahren einfach stumpf schiere Masse zu bolzen, setzen unsere Erzeuger verstärkt auf die Produktion weniger, dafür aber exklusiver Luxusmodelle mit Vollausstattung. Das Resultat: Der „Bolid Humanoid 80 ExtraTurbo-Geilomat". In dieser Baureihe bündelt sich einfach alles, was unsere Rasse im täglichen Überlebenskampf benötigt, und wer einem von uns die Vorfahrt klaut oder sich an der Kasse vordrängelt, sollte sich anschließend über gar nichts mehr wundern. Wir wurden groß mit einem Sandförmchen in der einen und dem

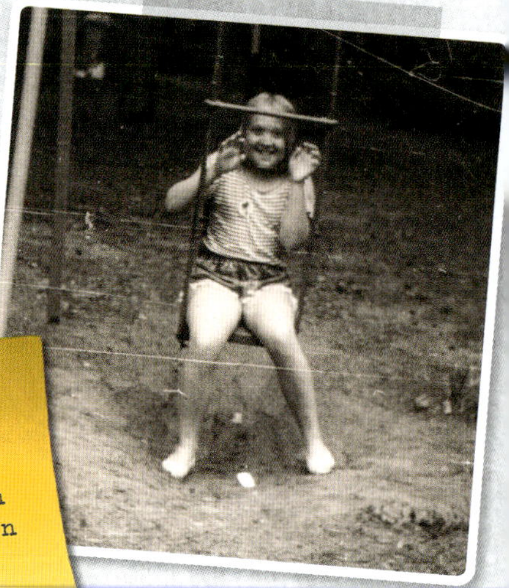

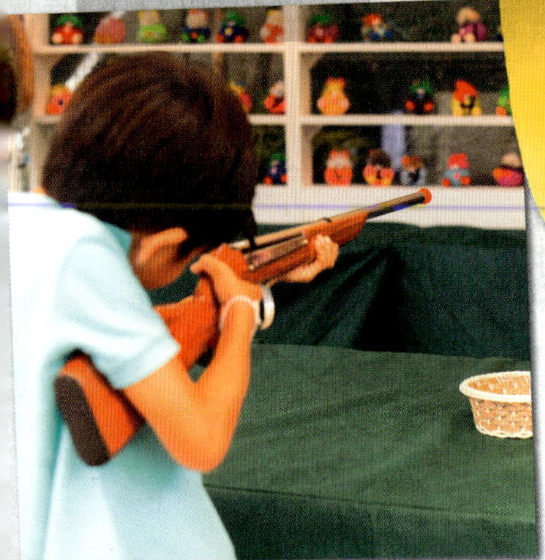

So sehen Sieger aus. Wir lernten sehr früh, uns nicht abschießen oder verschaukeln zu lassen.

Joystick in der anderen Hand und gehören zu den letzten Zeugen einer Welt, in der die Post nur einmal täglich morgens mit dem Briefträger kam und ein klingelndes Handy als absurde Aufschneiderei betrachtet wurde. Wir hatten zwar auch schon einen kleinen Kasten mit Bildschirm in der Hand,

Unsere Eltern waren glücklich in einer Welt, in der es Mett-Igel und Lumumba gab und Rauchen als unschick galt – zumindest auf der Straße. Dafür gab es ja schließlich Kneipen und Wohnzimmer. Sie trugen die körperlichen Folgen ihrer ernährungsphysiologisch bestenfalls suboptimalen Lebensweise offen zur Schau. Kein Wunder, sie lebten ja auch noch nicht in der Smartphone-Hölle.

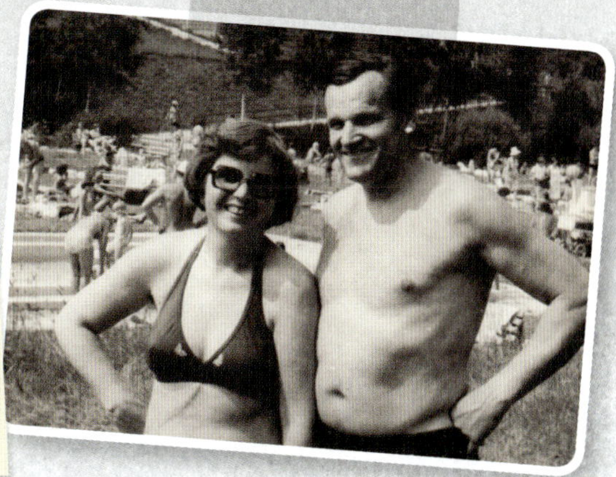

aber wir brauchten das Ding nicht zum Überleben, sondern nur, um gelegentlich Super Mario zu zocken. Wir fuhren nämlich viel lieber Kettcar und Rollerblades und spielten draußen Räuber und Gendarm mit unseren Freunden, die wir nicht in einer WhatsApp-Gruppe dazu einluden, sondern einfach so auf der Straße trafen. In der Schule lernten wir aus Büchern, und wenn uns etwas besonders interessierte, dann blieb uns nur der Weg in die Bibliothek, wo wir die dicksten Schinken ausleihen und persönlich nach Hause schleppen mussten. Hermes? DHL? Denk nicht dran!

**Dann kamen die 90er,** in denen wir das machten, worin wir bis heute ungeschlagen sind: Spaß haben, bis der Arzt kommt! Wir liefen mit Hosen auf halb acht und Buffalo-Plateaus herum und erfanden das Arschgeweih – eine der wenigen Ideen, die manche von uns lieber ungeschehen machen würden. Wir tanzten zu E-Rotic und den Spice Girls, bis uns im Bauchnabel Piercings wuchsen. Und wir hatten einfach Glück. Das Glück, in einer Welt mit Telefonzellen und Geburtstagseinladungen auf Papier groß zu werden und trotzdem noch jung zu sein, als das Internet die Welt veränderte. 1980. Mehr auf den Punkt geht es nicht.

**In dieser Baureihe bündelt sich einfach alles, was unsere Rasse im täglichen Überlebenskampf benötigt**

# Baujahr 1980 ist das Jahr Null der Neuzeit ...

Das Beste an 1980 sind eindeutig Wir.

**... denn hier beginnt die Welt zu ticken, wie wir sie heute kennen.** Schon der **Januar** 1980 wirkt bis heute stilbildend, denn er legt mit der Gründung der Bundes-Grünen nicht nur den Anfang vom Ende der gefühlt gottgewollten Dreifaltigkeit von CDUSPDFDP im Bundestag, sondern mit dem Einmarsch der Sowjetunion in Afghanistan auch noch die Saat für viel schlimmere Probleme. So beschließt Jimmy Carter im **Februar** deswegen gleich mal den US-Boykott der Olympischen Spiele in Moskau. Wenn es dabei mal geblieben wäre! Aber nein, bereits im **März** verliert in der Folge der HSV als Tabellenführer nach einer 2:0-Führung noch 2:6 gegen Bayern. Der Beginn eines beispiellosen Niedergangs im Vereinsfußball. Der **April** bringt (böse Zungen behaupten, anlässlich Führers Geburtstag) einen alten Bekannten aus WK2 zurück: Die Sommerzeit wird wieder eingeführt. Bis **Mai** steht für all dies Pink Floyds düsteres Meisterwerk ´The Wall´ als passender Soundtrack an der Spitze der Charts, bis es nicht nur dort mit dem Orchester Anthony Ventura endlich wieder beschwingter, wenn auch nicht unbedingt schöner zugeht. Jedenfalls, passend dazu gibt es auch er – frauliche Ereignisse. Im **Juni** wird auf Island mit Vigdís Finnbogadóttir zum ersten Mal weltweit eine Frau zum Staatsoberhaupt gewählt. Die Mutti aller Merkels, sozusagen. Danke, Island! Im **Juli** verdanken wir dem

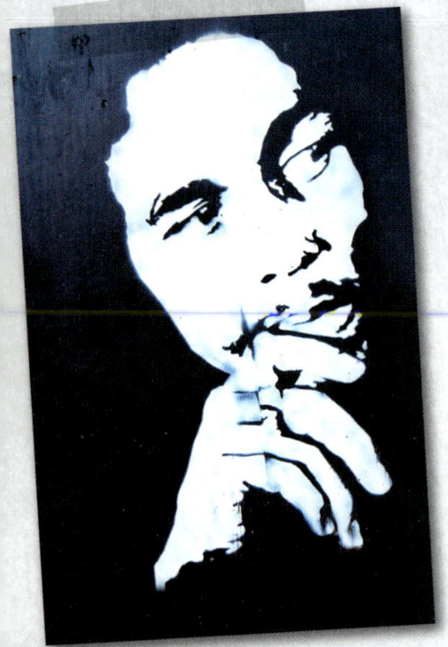

Kalten Krieg in Moskau die ersten Olympischen Spiele ohne die USA (und andere westliche Staaten wie die Bundesrepublik), die den Russen damit mal so richtig die kalte Schulter zeigen. Auch keine Lust auf den real existierenden Sozialismus haben die Werftarbeiter in Danzig, die im **August** in den Streik treten und eine Arbeitervertretung in einem Arbeiter- und Bauernstaat gründen. Kann man machen.

Der **September** sieht den ersten Golfkrieg und hört das letzte Konzert von Bob Marley. Andersrum wär's besser gewesen. Bei der Bundestagswahl im **Oktober** holt die SPD über 42%. Kein Witz, echt jetzt. Auch nicht witzig: Der **November** spendiert der Welt mit Ronald Reagan den ersten Präsidenten-Darsteller mit echtem Atomknopf, bis dann im **Dezember** ein Irrer mit der Ermordung von John Lennon endgültig und für alle Zeiten eine Beatles-Reunion verhindert. Fazit: Das Beste an 1980 sind eindeutig Wir. Es konnte jetzt nur noch aufwärts gehen. Und das tat es dann ja auch!

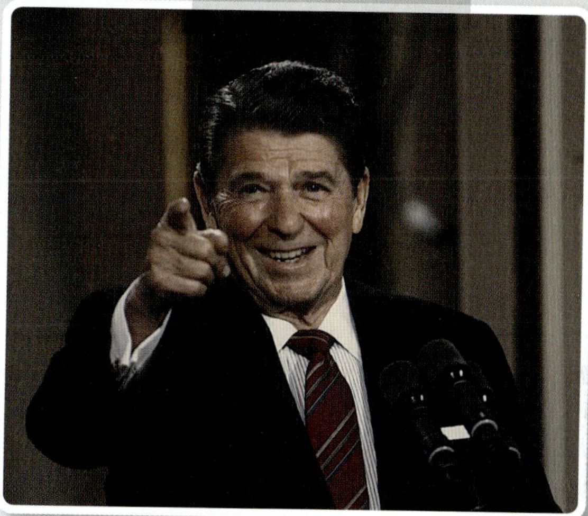

Statt heißer Rhythmen kalter Krieg. Die Lücke, die Bob Marley auf der Weltbühne hinterließ, hätte der Schauspieler und große Reggae(n)fan Ronald „The Rastafari" nur zu gerne auch mit einem weltweiten Trommelfeuer gefüllt.

Baujahr **1980**

# Am Anfang kann man (noch) nix Schlechtes sagen …

**1980, das ist kein Geburtsjahr für Memmen und Weicheier.** No, Sir! Die Verhältnisse waren zwar zugegebenermaßen sauber, aber sehr einfach, man möchte beinahe sagen, primitiv.

**Geburtsvorbereitendes Pärchen-Yoga** waren ebenso unbekannt wie wöchentliche Babypartys im Hause der werdenden Mutter. Weil ausgerechnet die todschicken Hausgeburten bei unseren Eltern als total veraltet galten, mussten wir gleich die ersten Tage unseres Lebens in einem Krankenhaus verbringen. Ein Kreis, der sich für uns hoffentlich niemals ganz schließen wird. Aber auch später zu Hause verbesserte sich die Situation nicht wirklich.

**Baby-Sprachkurse in Mandarin oder wenigstens Säuglings-Shiatsu?** Oder zumindest ein schnöder Musikgarten? Nope. Wenn uns nicht gerade jemand fütterte oder liebkoste, was zugegebenermaßen beides regelmäßig und auskömmlich stattfand, ließ man uns einfach in einer Wippe liegend ein Mobile anstarren. Später, als wir die Superkräfte „Krabbeln“ und dann sogar „Laufen“ für uns entdeckt hatten, wurden

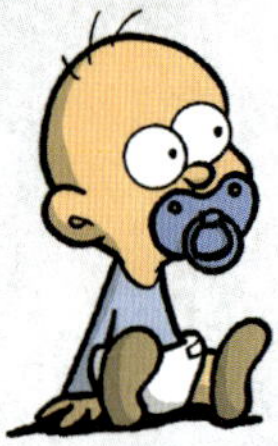

Auch wenn schon damals moderne Technik nichts in den Händen von alten Menschen zu suchen hatte und wir ihnen bis heute fotografische Schandmale zu verdanken haben: Oma und Opa waren trotz ihrer Defizite Garanten für ein Leben in Frieden und Wohlstand.

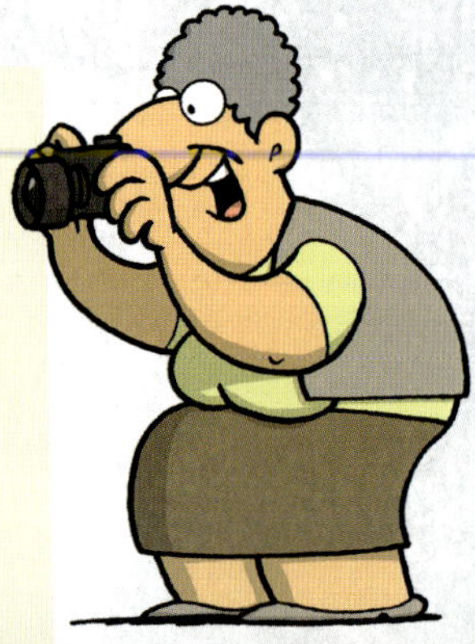

**Smarties, Sunkist und Zucker-Halsketten standen auf dem Speiseplan.**

die Umstände nicht besser. Auch wenn der Laufstall warm und gemütlich und bis zum Rand mit drolligem Spielkrams angefüllt war, den die Omas im Schichtdienst ankarrten: Er blieb ein Gefängnis, das einzig und allein dazu geschaffen schien, uns an der Erkundung der wunderbaren Welt da draußen zu hindern.

**Dabei war die Triebfeder unserer Erzeuger nichts weniger als Sorge.** Schließlich waren wir 80er nicht so eine Massenware wie die Babyboomer vor uns, und so wurde auf unsere Sicherheit schon deutlich mehr geachtet. War es bei den zahllosen 60er-Baujahren noch völlig wuppe, wenn mal einer von denen aus der Möbelpoliturflasche trank oder die nassen Fingerchen in eine der ungesicherten Steckdosen steckte, gab es für uns überall erste Sicherheitsverschlüsse.

**Kaum dass wir sitzen konnten, wurden wir in Hochstühlen zu Tisch gebracht** und waren so auf Augenhöhe mit unseren Ernährern. Eine frühkindliche Sozialisation, für die unsere Eltern in unserer Pubertät bitter bezahlen mussten. Weil das aber in den ersten Jahren keiner ahnen konnte, verwöhnte man uns obendrein auch noch mit Süßigkeiten. Smarties, Sunkist und Zucker-Halsketten standen auf dem Speiseplan, und nur die besondere genetische Disposition der 80er hat verhindert, dass wir nicht alle längst an Diabetes verstorben sind.

Um unsere Freunde der frühen Kindheit wiederzusehen, schnüffelten einige von uns später Klebstoff und schluckten LSD. Wer mehr Glück hatte, trifft diese Bande durchgeknallter Freaks aber auch so täglich wieder und nennt sie bis heute „Kollegen".

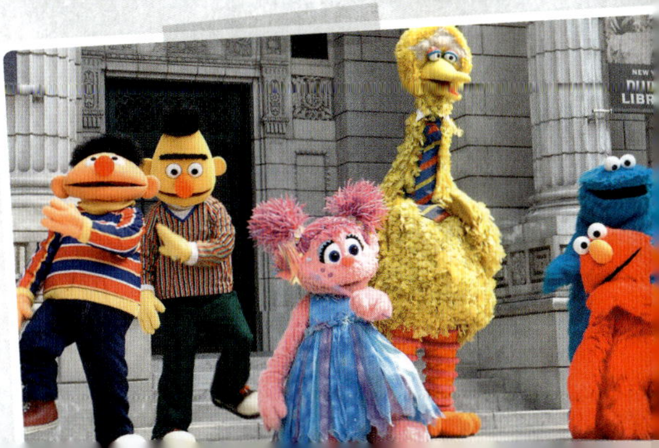

# Klötze, Karten und Konsolen: Unser Spielzeug

***An keinem Ort und zu keiner Zeit wurde der Weg des Menschen vom noch halb gebückten Affen hin zur High-End-Biomaschine so hautnah erfahrbar wie in unseren Kinderzimmern.*** ***Dort blies uns der „Wind Of Change" im Ultrazeitraffer praktisch aus der Steinzeit an die Schwelle der Welt von Käpt'n Kirk und der Cyborgs – wo wir heute witzigerweise wieder wie die Jungs und Mädels aus dem Neandertal aussehen. Waren unsere ersten Spielzeuge, etwa die bunten Holzklötze oder die kuscheligen Tierpuppen, noch denen der indigenen Völker nicht unähnlich, sahen die Spielfiguren der nächsten Generation schon deutlich mehr nach Robotik oder Schönheitschirurgie aus, bis uns am Ende unserer holden Kinderspiel-Tage dann ein Zeichentrick-Klempner mit in die ungewisse Welt der Digitalisierung nahm. Mehr Veränderung in so kurzer Zeit, das kennt man nur von den Kadern kopflos agierender Fußballclubs. Nur dass wir damit deutlich mehr Erfolg hatten.***

Das Spielzeug unserer ersten Lebensjahre hatte Wurzeln, die bis in die Antike reichen, und es würde sicher niemanden zu sehr überraschen, wenn Ausgrabungen eines Tages die Bauklötze von Jesus Christus oder eine archaische Religion zutage fördern würde, die Glücksbärchis als Gottheiten verehrte,...

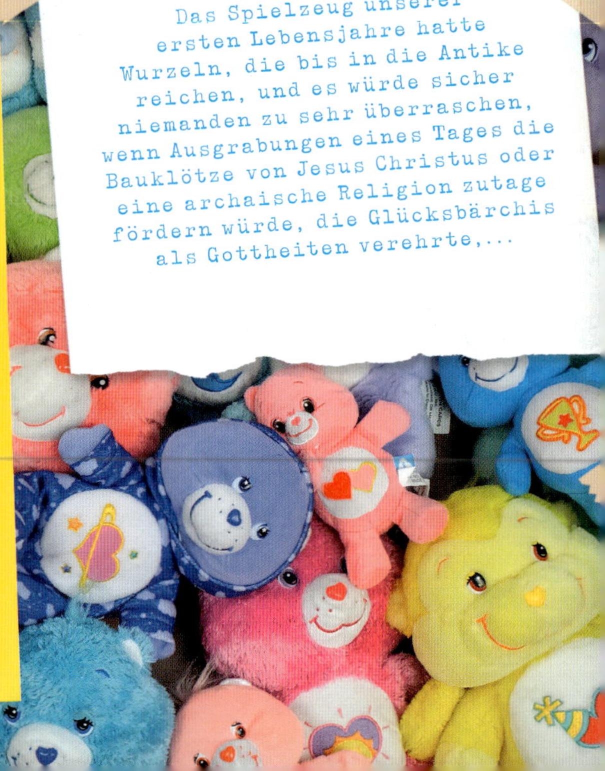

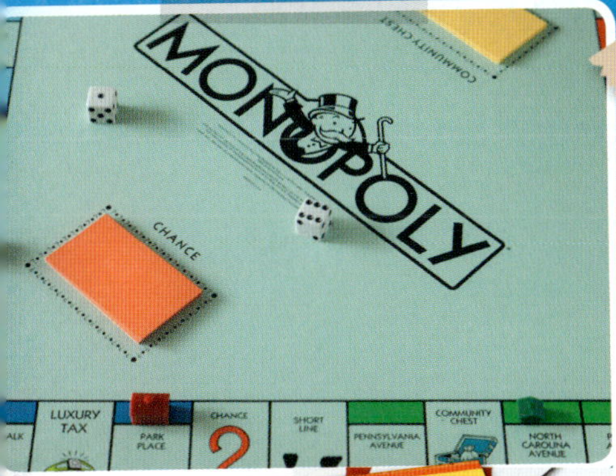


Dann ging es aber sehr schnell. Auch wenn unsere plastischen Schönheiten und der selbstoptimierte Körperlook noch ohne Insta-Filter auskommen mussten …

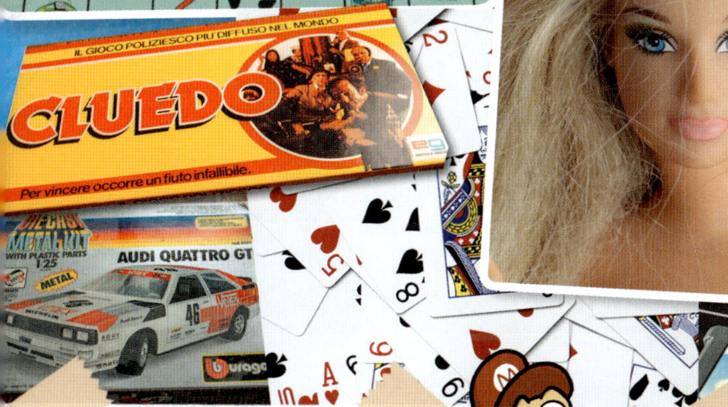


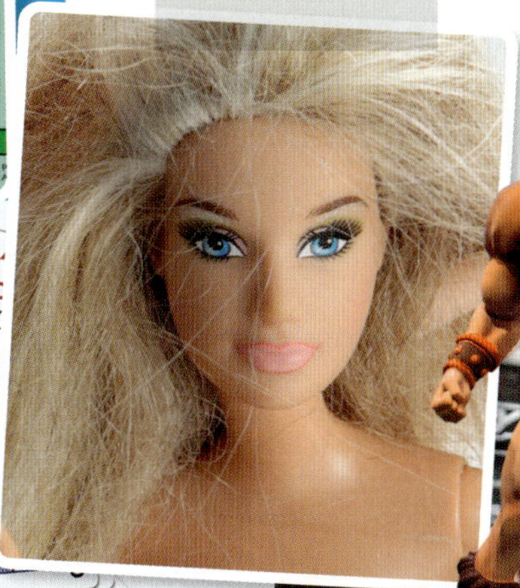

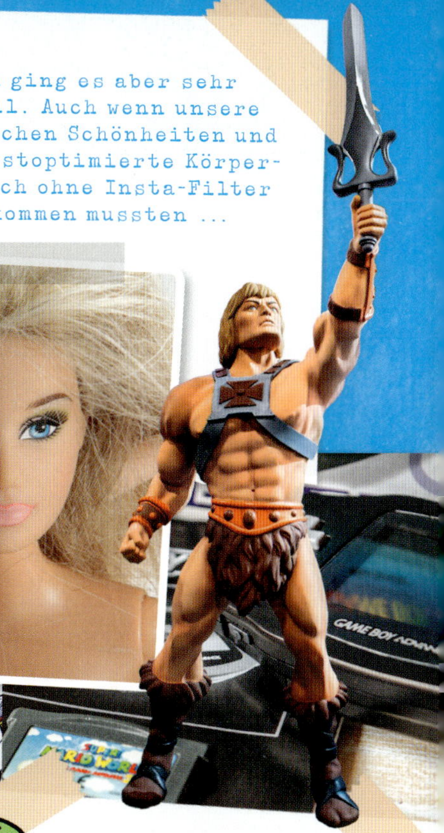

Auch bei den Games waren die Konsolen zunächst brettbasiert oder auf Karten programmiert. Wie in finstersten Urzeiten wurden die benötigten Spielanweisungen nicht in Tutorials, sondern mündlich unter den Spielern weitergegeben, die noch dazu alle in ein und demselben Raum saßen.

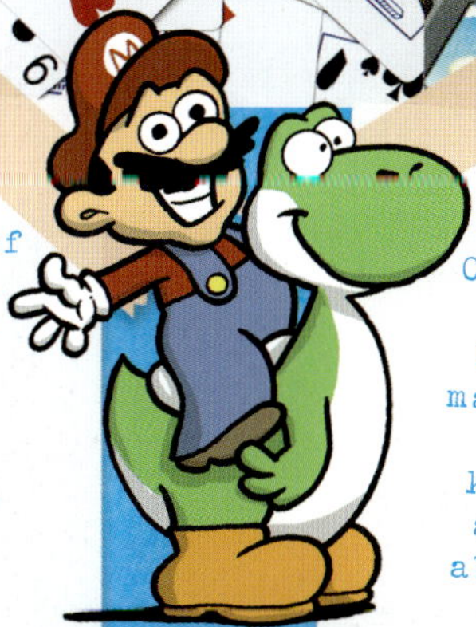

… war der Einmarsch der Competitista in unser Leben nicht mehr aufzuhalten. Immerhin, wenn uns später mal eine Enkel-KI fragt, wie alles überhaupt so weit kommen konnte, können wir antworten: Keine Ahnung, aber am Anfang war es geil!

# Baujahr 1980 Mann, sind die dick, Mann!

**Statt bei Omma weiter 3x die Woche Butterklopse in Sahnesoße und Speck zu mampfen, entdeckte Mama für die Familie die leichte Küche, und zwar im Supermarkt.**

**Der Kalorien-Overkill der 60er- und 70er-Jahre** hatte natürlich Spuren hinterlassen und formte insbesondere in der Generation unserer Großeltern einen Typus aus, der als „Homo Jabbathehutus" in der Spitze Wesen (de)generierte, gegen die alle heutigen Teilnehmer von TV-Formaten wie „Biggest Loser" wie Strichmännchen wirken. Ein Schicksal, das unsere Eltern sich und vor allem auch uns ersparen wollten. Die Alten zogen die Notbremse. Luftig verpackte Luft-Produkte von „Du Darfst" oder die Geflügelwurstimitate von „Gutfried" suggerierten Abnehmerfolge nur durch den Verzehr. Manche Konsumenten schoben nach dem Genuss dieser Produkte sicherheitshalber schnell eine Pizza hinterher, um einem zu schnellen Gewichtsverlust vorzubeugen. Uns Kindern war der beginnende Light-Wahnsinn zunächst egal, solange es nach einem Salatteller „Caesar" zum Nachtisch eine Schachtel „Toffifee" oder eine Tüte „Haribo" zum Naschen gab.

**Aber auch wenn Fastfood-Restaurants und Kühlregale** sich bereits anschickten, die Herrschaft über unseren Mittagstisch zu übernehmen, frönten besonders unsere Mütter noch archaischen Kulturtechniken wie dem Kochen. Sie züchteten so auf unserer Zunge empfindliche Geschmacksknospen heran und sind deshalb schuld daran, dass wir heute nicht jeden Chemo-Fraß aus der Mikro anstandslos herunterwürgen können. Besonders mit Gerichten wie diesen hier hat sie uns für den schlechten Geschmack für immer verdorben.

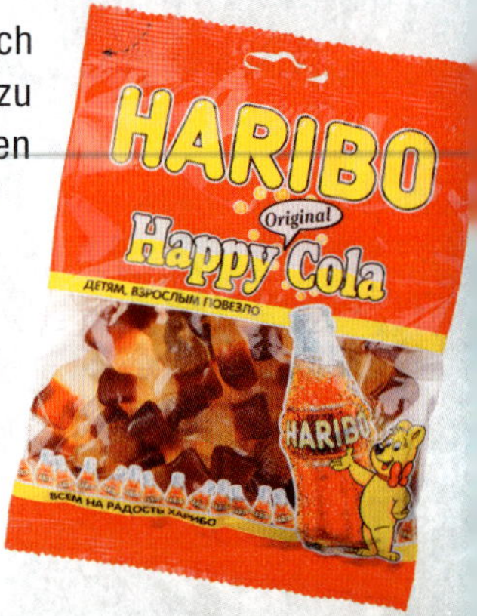

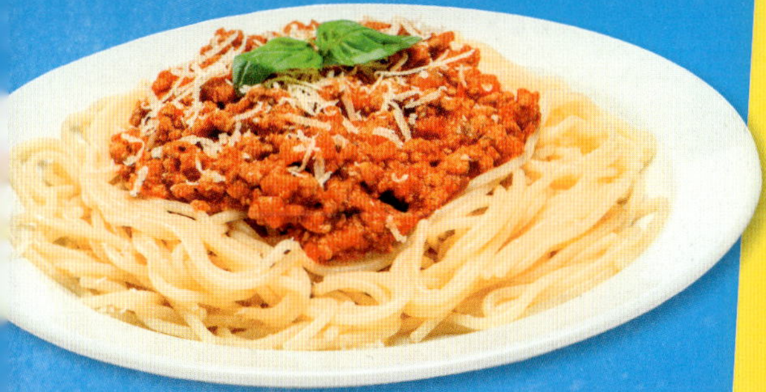

## Pasta asciutta

„Spaghetti Bolognese" ist heute längst DAS deutsche Nationalessen. Dazu gemacht haben es unsere Mütter, die das Gericht, wie schon deren Mamas beim „Toast Hawaii", einer fernen Region andichteten, in der man derlei kulinarische Perlen vergebens suchen wird. Um den Etikettenschwindel zu komplettieren, servierten sie uns die Nudeln als „Pasta asciutta", gesprochen „Pasta Schuta". Das alles war so stilecht wie der Tütenparmesan, der dann reichlich draufgerieselt wurde. Und wörtlich heißt „Pasta asciutta" auch einfach nur „trockener Teig", ist also kein spezielles Gericht, sondern der italienische Ausdruck für ungekochte Nudeln. Uns wars gleich, es schmeckte und schmeckt auch heute einfach himmlisch! Es gibt 1001 Rezepte dafür, richtig sophisticated ist es aber mit einer Soffritto.

## Soffritto?

Dazu schnell mal alles vergessen, was man über Kalorien gelernt hat. **1/4 Pfund Butter mit Olivenöl** zum Schmelzen bringen und darin bei kleiner Hitze **Möhren-, Zwiebel- und Staudensellerie**-Stückchen garen. Stückchen, nicht Stücke! Feine Küche kommt nämlich von „fein schneiden", capice?

Schön langsam schön glasig werden lassen. Parallel das **Rinderhack** dann aber volle Hulle anbraten, bis es am Boden pappt. Ein Schluck **Pinot Grigio** drüber, alles vom Boden lösen.

Dann, **Milch.** Echt. Kein Witz. **0,25 Liter** davon. Wenn das dann kocht, **zwei große Dosen Tomaten** dazu. Aber die leckeren, von oben aus dem Regal. Wieder aufkochen, dann das **Soffritto** dazugeben. Und nun? Köcheln. Rühren. Köcheln. Fünf Stunden, fünf Tage, fünf Wochen. Je länger, desto leckerer. **Spaghetti** kochen geht auch ohne Rezept, oder?

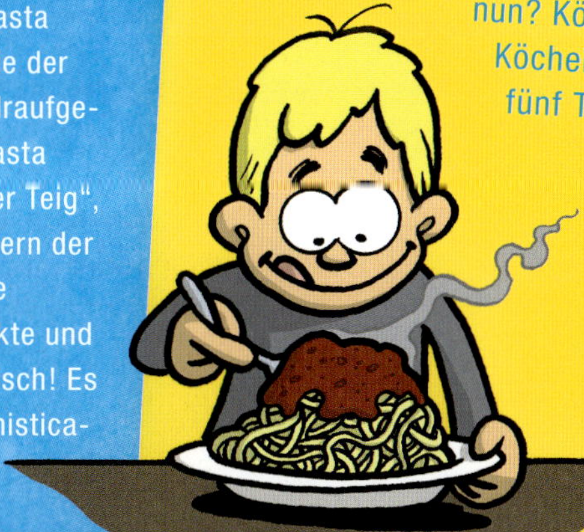

# 1980 – 1989

## Das waren Zeiten!

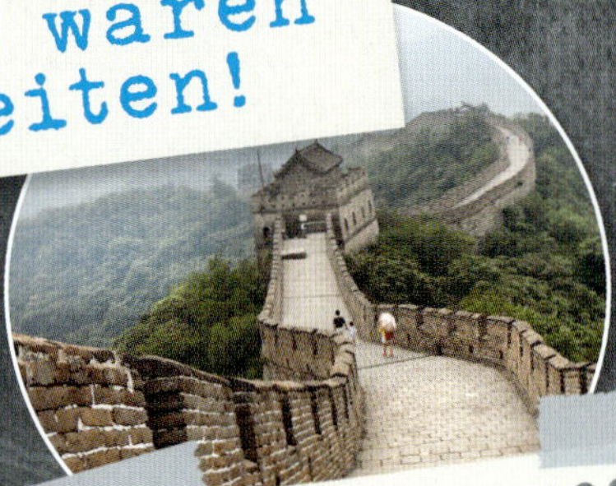

## 1980

Weil es einfach nicht so weitergehen kann wie bisher, gründet sich in Polen die **Solidarnosc** und in Deutschland die Bundespartei **„Die Grünen“**. Leider kann keine der dieser neuen Organisationen den **1. Iran-Irak-Krieg** oder die **Ermordung John Lennons** verhindern. Damit der Start in die 80er nicht ganz so trübe ausfällt, strahlt das Erste erstmals **„Verstehen Sie Spaß ...?“** aus. Eine ausschließlich rhetorische Frage an alle, die in diesem Jahrzehnt groß werden.

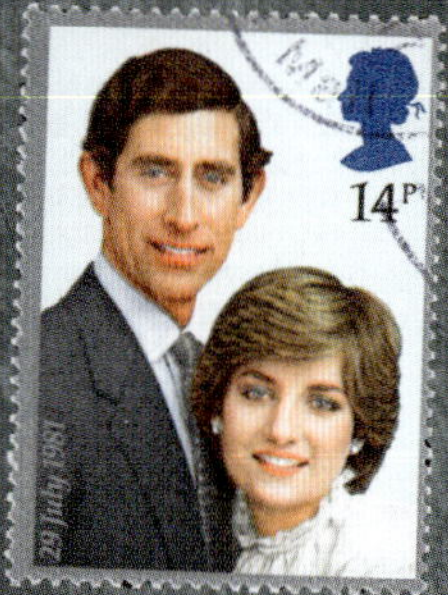


Die Mauer erhält Denkmalschutz. Ende des Jahrzehnts wird ein Monument mit gleichem Namen und vergleichbarer Länge in Deutschland eingerissen, wohl, um Streitigkeiten im Namensrecht zu beenden. Allerdings konnte nie einwandfrei geklärt werden, ob auch wirklich die richtige Mauer eingerissen wurde ...

## 1981

**Charles heiratet Diana** live im Fernsehen. Der Beginn einer Soap, die allerdings gegenüber den anderen Mattscheiben-Neulingen **„Schimanski“** und **„Dallas“** nicht so richtig zu überzeugen vermag und deswegen noch lange vor dem Quotenkönig **„Wetten, dass ...?“** abgesetzt werden wird. Deutlich besser schlägt sich da **Ronald Reagan** in der Rolle des US-Präsidenten als erster Hauptdarsteller in einer Reality-Soap, die sogar in eine zweite Staffel geht.

Verschwörungstheoretiker sind schon seit Langem misstrauisch. War Diana wirklich Diana? Oder, wie diese Briefmarke zu beweisen scheint, die junge Hillary Clinton – ins britische Königshaus eingeschleust durch NSA und FBI? Fragen über Fragen ...

## 1982

Das erste **Retortenbaby** der Welt wird geboren. Der Vater ist nicht **Michael Jackson**, wie er in seinem Song „Billie Jean“ des gerade erscheinenden Welterfolg-Albums „Thriller“ glaubhaft darlegt. **ABBA** trennen sich, und die **„Toten Hosen“** treten erstmals auf. Die Welt wartet seither sehnlichst auf die Umkehr dieser Meldung.

## 1983

Das **Schulterpolster** erfährt seine größtmögliche Ausdehnung. Mehr strecken denn dehnen müssen sich von nun an hingegen die **Sozialdemokraten,** die bei der Bundestagswahl erstmals unter 40% landen. Ein Traumwert, aus heutiger Sicht. Der **„stern“** veröffentlicht die **Hitler-Tagebücher** und begründet so das Genre der **„Fake News“.**

## 1984

Die **Kießling-Affäre:** Ein General wird in den Ruhestand versetzt, weil er schwul sein könnte, dann aber später rehabilitiert, weil das gar nicht stimmt, er also doch kein damals so genannter „Schwuletti“ ist. So viel geballte Diskriminierung und Incorrectness passen gut zu **RTL,** das jetzt seinen Sendebetrieb aufnimmt und aus dieser Art Menschenjagd ein Geschäftsmodell entwickelt.

Das RTL-Fernsehen startete in Deutschland unter dem vielversprechenden Namen RTL *PLUS*. Eine Behauptung, die der Sender gerade noch rechtzeitig vor der ersten Klage wegen Irreführung abräumen konnte, indem er auf das „Plus" verzichtete.

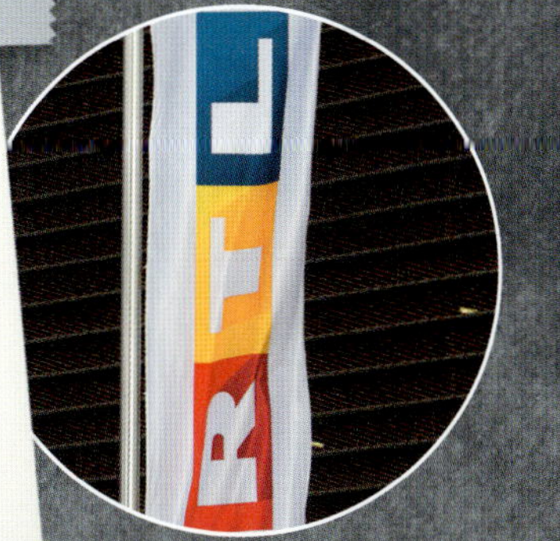

## 1985

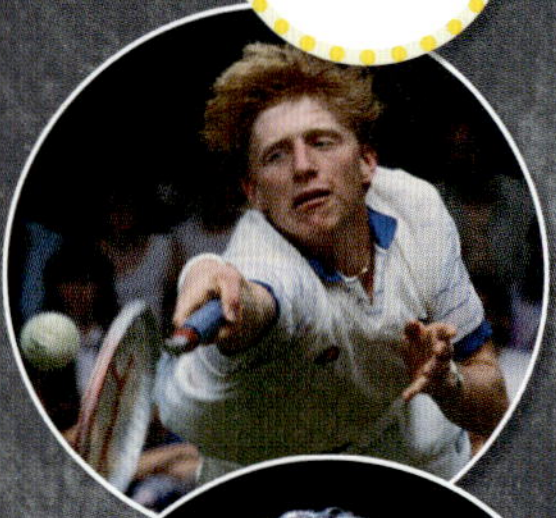

In London ist was los! Erst gewinnt unser Bobbele das **Wimbledon**-Tennisturnier und macht den Hausarzt-Sport zu einer Massenbewegung, dann steigt im Wembley-Stadion der europäische Teil des **„Live Aid"-Festivals.** Damit wir nicht alle sofort nach England auswandern, sediert uns die ARD fortan mit der **„Lindenstraße"** und der **„Schwarzwaldklinik"**. Die TELEpathie funktioniert hervorragend: Wir verschlafen die erste Version von **Windows** und **Lafontaines Antritt als Ministerpräsident** des Saarlands. Kleine Länder, große Wirkung!

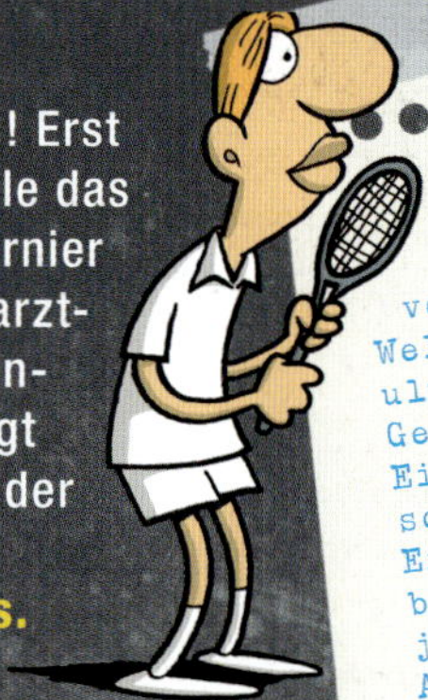

Londons Greenkeeper 1985.
Bob und Boris, die Könige
von Wembley und Wimbledon,
verzauberten im Sommer '85 di
Welt mit ihren Auftritten. Der
ultimative Steigerungsversuch
Geldof gegen Becker im Herren-
Einzel auf den Court zu bringe
scheiterte indes ebenso wie d
Einsatz von Boris als Drummer
bei Led Zeppelin, wo er bei
jedem Fehler einen zweiten
Aufschlag forderte.
Für den Auftritt bei Live-Ai
musste dann schließlich Phi
Collins eingeflogen werden.

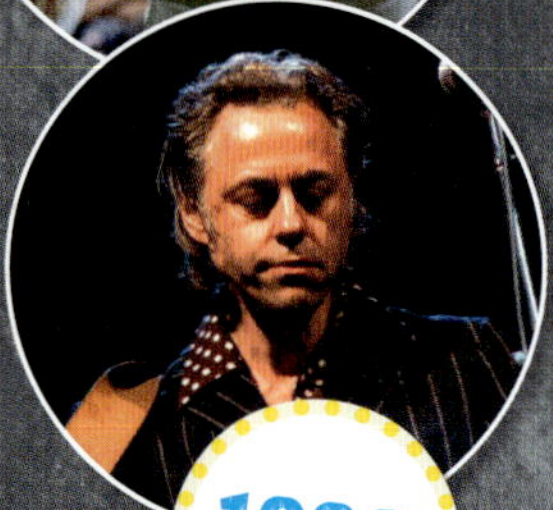

## 1986

Die **Tschernobyl-Katastrophe** legt zumindest den Verdacht nahe, dass auch die friedliche Nutzung der Atomkraft nicht zu 100% sicher ist. Zumindest nicht, wenn das die verfluchten Kommunisten machen. Weil **Gorbatschow** das dauernde Russen-Bashing nicht mehr hören kann, gibt's **Glasnost** und etwas später hinterher **Perestroika**. Da derweil nicht nur die Zahl schrottreifer AKWs, sondern auch die deutscher

Ihm verdanken wir den Mauerfall, Putin und die russischsprachige Beschilderung im Kaufhaus des Westens. Gorbi Gorbatschow drehte innerhalb von nur sechs Jahren die ganze schöne Nachkriegsweltordnung auf links und ist trotzdem bis heute auf freiem Fuß. Eine galaktische Leistung, die, zusammen mit dem roten Fleck die Vermutung nährt, dass es sich bei Herrn G. nicht um einen Russen, sondern um Fred vom Jupiter handeln könnte.

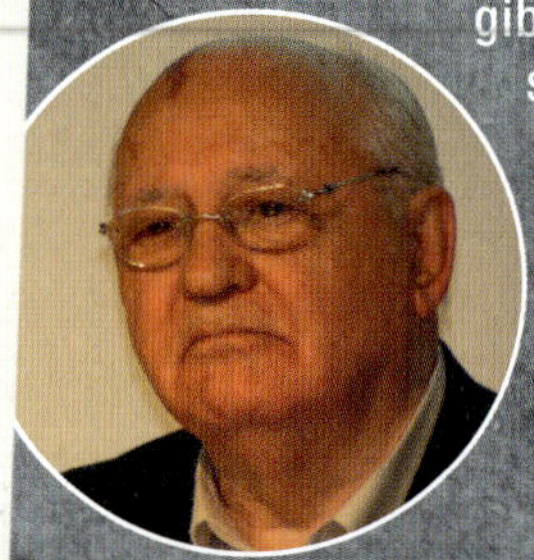

Unterhaltungskünstler immer größer wird, öffnet das ZDF mit dem **Fernsehgarten** das erste Zwischenlager für ausgebrannte Showbiz-Stäb… äh -Größen.

**1987**

**Mathias Rust** landet mit seiner Cessna auf dem Roten Platz, und der Politiker **Barschel** stirbt wegen einer vergleichsweise harmlosen Berufserkrankung: notorisches Lügen. Thomas Gottschalk moderiert zum ersten Mal **„Wetten, dass…?“**, kann **Andy Warhol** aber nicht mehr auf die Couch einladen, da dieser vorher an den Folgen einer Gallen-OP verstirbt.

**1988**

Das Unfassbare passiert: **Holland. Wird. Europameister.** In. Deutschland. O. Mein. Gott. **Steffi Graf** tut gegen diese nationale Schmach, was sie kann, aber was sind schon vier Grand-Slam-Siege plus olympisches Gold gegen den Schlag von der Nordsee-Küste?! Zum Trost schickt uns das Fernsehen **„Alf“** und das Kino **„Roger Rabbit“**, damit auch wir jemanden haben, über den wir lachen können – und nicht nur die Holländer.

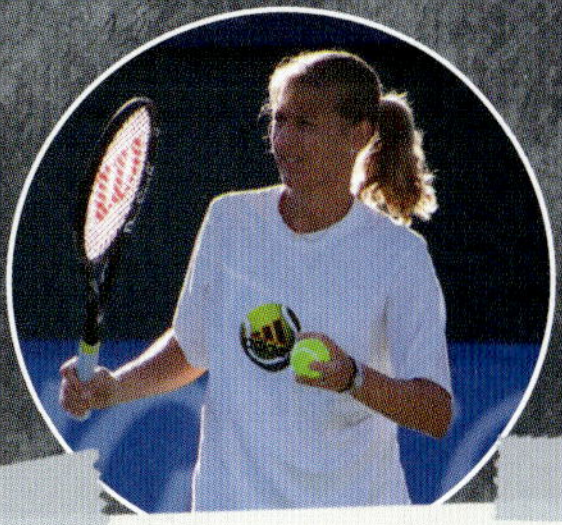

Sie hätte Holland sicher geschlagen, und zwar im Einzel und im Doppel. Leider waren und sind Schläger im Fußballstadion nur auf den Rängen erlaubt. Ein Missstand, den die FIFA bis heute nicht beheben konnte. Pfui, FIFA!

**1989**

Die **Mauer fällt** und **Khomeini** stirbt. Auf der anderen (Titel-)Seite wird **Milosevic** serbischer und **Bush Senior** US-Präsident. Wie es auch kommt, **Bobby McFerrin** hat die endgültige Lebenshymne auf den Stimmbändern: „Don´t worry, be happy“.

# 1980 Baujahr Presidente, Fürst und Filmstar, alle war'n im 1. Schuljahr!

**Auch wenn es aus heutiger Sicht völlig bescheuert war,** kannten wir als Kinder nur ein echtes Ziel: endlich groß sein. Wir waren sicher, um möglichst schnell unsere Zukunft als Baggerführer, Tierärztin oder US-Marshall in Angriff nehmen zu können, gab es keinen anderen Weg. Hätte man uns schon im Kindergarten den für uns zuständigen Sachbearbeiter des Finanzamts oder unseren Abteilungsleiter vorgestellt und statt in Stuhlkreise in Meetings mit Powerpoint-Präsentationen gesetzt, wären wir vielleicht doch lieber für immer im Hort geblieben. Da unsere Zukunftsvisionen aber mangels besseres Wissen noch weitgehend dellenfrei waren, gingen wir mit großer Vorfreude und voller Erwartungen in die Grundschule.

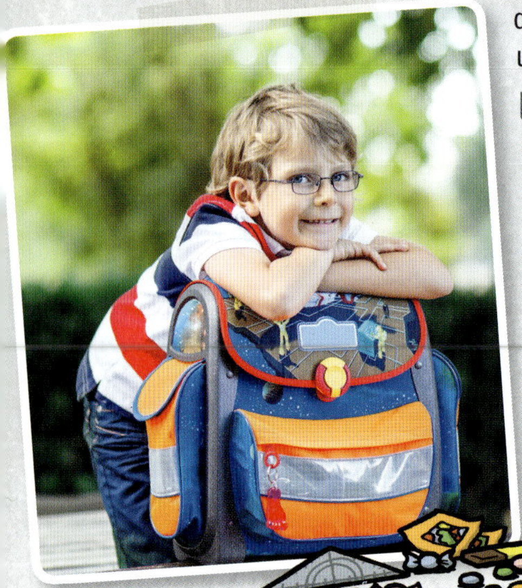

**Und die Sache ließ sich zunächst gut an.** Mit Schultüten, die bis zum Anschlag mit Süßigkeiten gefüllt waren, und Schultaschen, die bereits überwiegend von Markenartiklern wie Scout oder Amigo stammten und mit einem Mäppchen, zwei Heften und den Rechen- und Lesefibeln überschaubar gepackt waren, marschierten wir mit leichtem Gepäck in die Welt der Bildung. Dort lernten wir dann leider sehr bald die graueste aller Mäuse

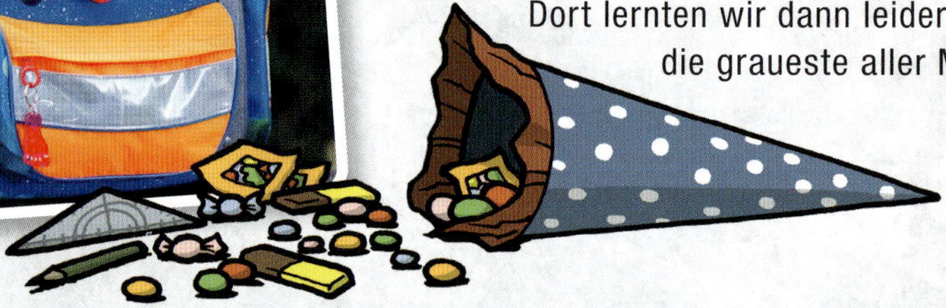

Als wir den Schulbetrieb aufnahmen, konnte noch keiner ahnen, wie schnell das Wissen in unseren Tornistern welk werden würde. Weil niemand die Gefahr erkannte, die in den klobigen Computerkisten lauerte, blieben uns lediglich Selbstversuche in der Freizeit, um uns auf den Data-Hurricane vorzubereiten, der uns schon bald alle treffen sollte.

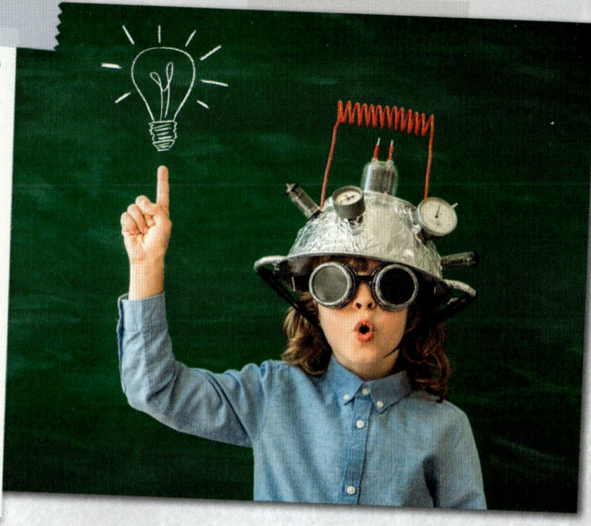

kennen: den Alltag. Nicht nur, dass wir jetzt jeden Morgen mit immer denselben Buchstaben und Zahlen spielen mussten, nein, obendrein gab es dafür auch noch immer noch mehr Regeln, die den ohnehin überschaubaren Spaß noch einmal drastisch reduzierten. Trotzdem vergingen die Grundschuljahre wie im Flug.

**Wir lernten dort nicht nur mit einem Füller zu schreiben oder mit bunten Plastikplättchen den Geheimnissen der Mengenlehre auf den Grund zu gehen,** sondern auch Rücksicht zu nehmen, Regeln einzuhalten und uns zu benehmen. Niemand sprang bei uns mitten im Unterricht einfach auf oder schrie durch den Klassenraum. Wenn doch, wurde nicht tiefenpsychologisch nach den Ursachen geforscht, sondern ein blauer Brief geschrieben. So auf höhere Aufgaben gut vorbereitet, verließen wir die gemeinsame Grundschule und suchten unseren weiteren Weg mit neuen Freunden in den Gymnasien und Haupt- und Realschulen. Wir wurden jetzt langsam groß!

**Schlechtes Benehmen war eine Unart, der sich unsere Eltern anzunehmen wussten.**

# Baujahr 1980 Kontakthof Schulhof

Es war dringend Zeit, cool zu werden.

**Wir brauchten natürlich ein kleines bisschen, um uns in den neuen Schulen zu orientieren.** Darum nannte man die ersten beiden Jahre dort wohl Orientierungsstufe. Schnell merkten wir aber, dass wir mit unserem bisherigen Lebensstil aus Gummitwist, Pausenfußball, Poesie- und Panini-Sammelalbum hier keine Schnitte machen würden. Darum tauschten wir unsere Tornister gegen Rucksäcke und Sporttaschen von Eastpak.

**Die Mutigsten von uns wagten wirre Experimente** mit ihren Haaren, die als „Gel-Igel“ und „Topfschnitt“ später traurige Berühmtheit erlangten. Wenn wir mal nicht weiterwussten, konnten wir bei BRAVO-TV und VIVA gucken, was gerade angesagt war. Wir machten es dann einfach widerspruchslos nach. Vor allem die Tipps, die wir von Dr. Sommer und aus der BRAVO-Foto-Lovestory bekamen, wurden schnell und leider oft ergebnislos, auf dem Kontakthof Schulhof auf ihre Realisierbarkeit hin getestet.

Die essenziellen Dinge des Lebens lernten wir dann trotz alledem in der Schule. Auf dem Pausenhof, von unseren Freunden. Danke, Freunde!

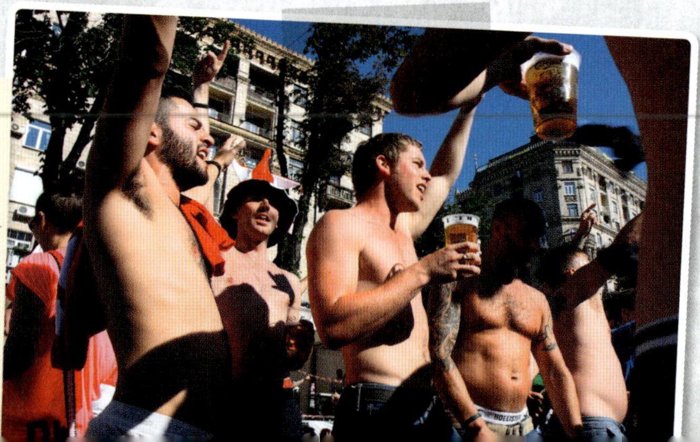

# Heft raus, Klassenarbeit!

*Dann schauen wir mal, was du so alles schon wieder vergessen hast!*

**1. Die binomischen Formeln lauten:**

..........................................................................

..........................................................................

..........................................................................

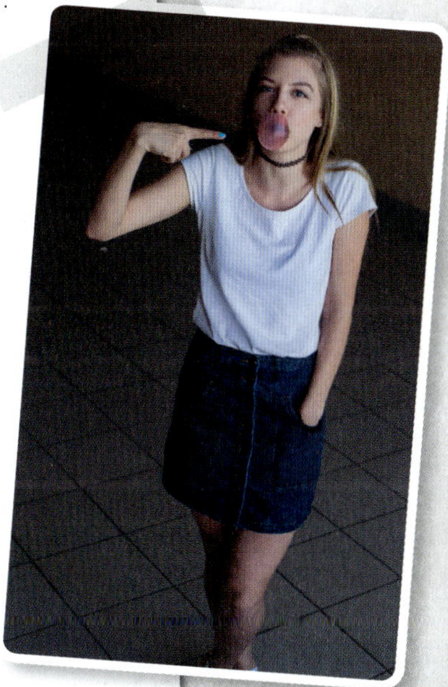

**2. 333 bei Issos ...**

a. Bottleparty

b. klingeln und das Päckchen da abgeben

c. Keilerei

**3. Dein Banknachbar in der 7. Klasse hieß ...**

..........................................................................

**4. ... und dein Mathelehrer in der 8.?**

..........................................................................

**5. Bismarck, klar, der war doch ...**

a. Erfinder des Herings

b. Komponist von diesem Götterfunken-Zeug

c. länger Kanzler als Merkel

---

**Dein Ergebnis:** Wissen ist Macht. Weißt nix? Macht nix!

Baujahr **1980**

# Die Glotze und ich – morgens früh schon MTV!

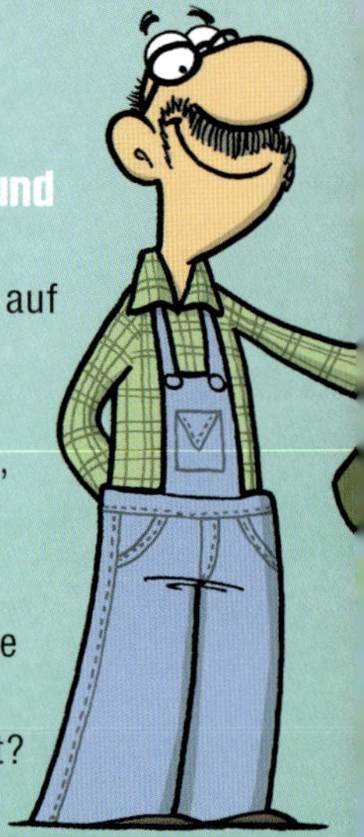

**Die Teilhabe am TV-Programm war in den späten 80er- und frühen 90er-Jahren des letzten Jahrhunderts auf dem besten Weg, ein Menschenrecht zu werden.** Wir schauten auf unseren klobigen Röhrengeräten Videoclips und Stylingtipps in Heavy Rotation, bewunderten unsere Helden Stefan Raab, die fleischgewordene Antwort auf Beavis UND Butthead zusammen, und Heike Makatsch, das einzige Mädchen zum Verlieben in einem TV-Käfig voller Narren.

**Wir stellen uns heutzutage immer wieder eine Frage:** Wie kann heute jemand ernsthaft ein Influencer sein, wenn er nicht einmal bei VIVA „Interaktiv“ oder „Was geht ab?“ moderiert hat? Hallo? Was für eine Art Einfluss auf die Jugend soll denn dabei rauskommen?

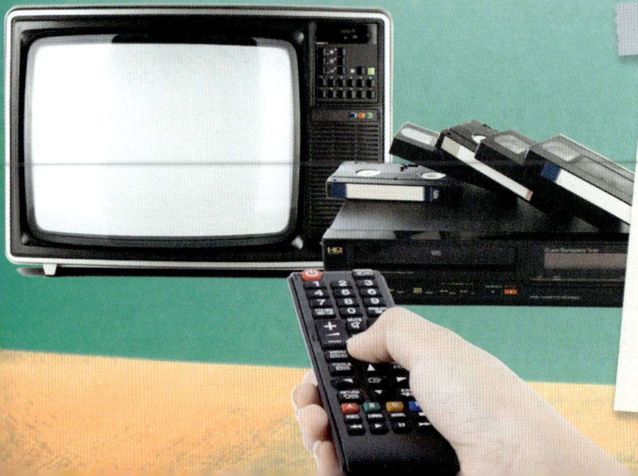

Technik aus einem anderen Zeitalter. Staunend stehen die Kinder von heute vor den primitiven Hilfsmitteln, mit denen wir Top-Unterhaltung zu Hause abrufen mussten.

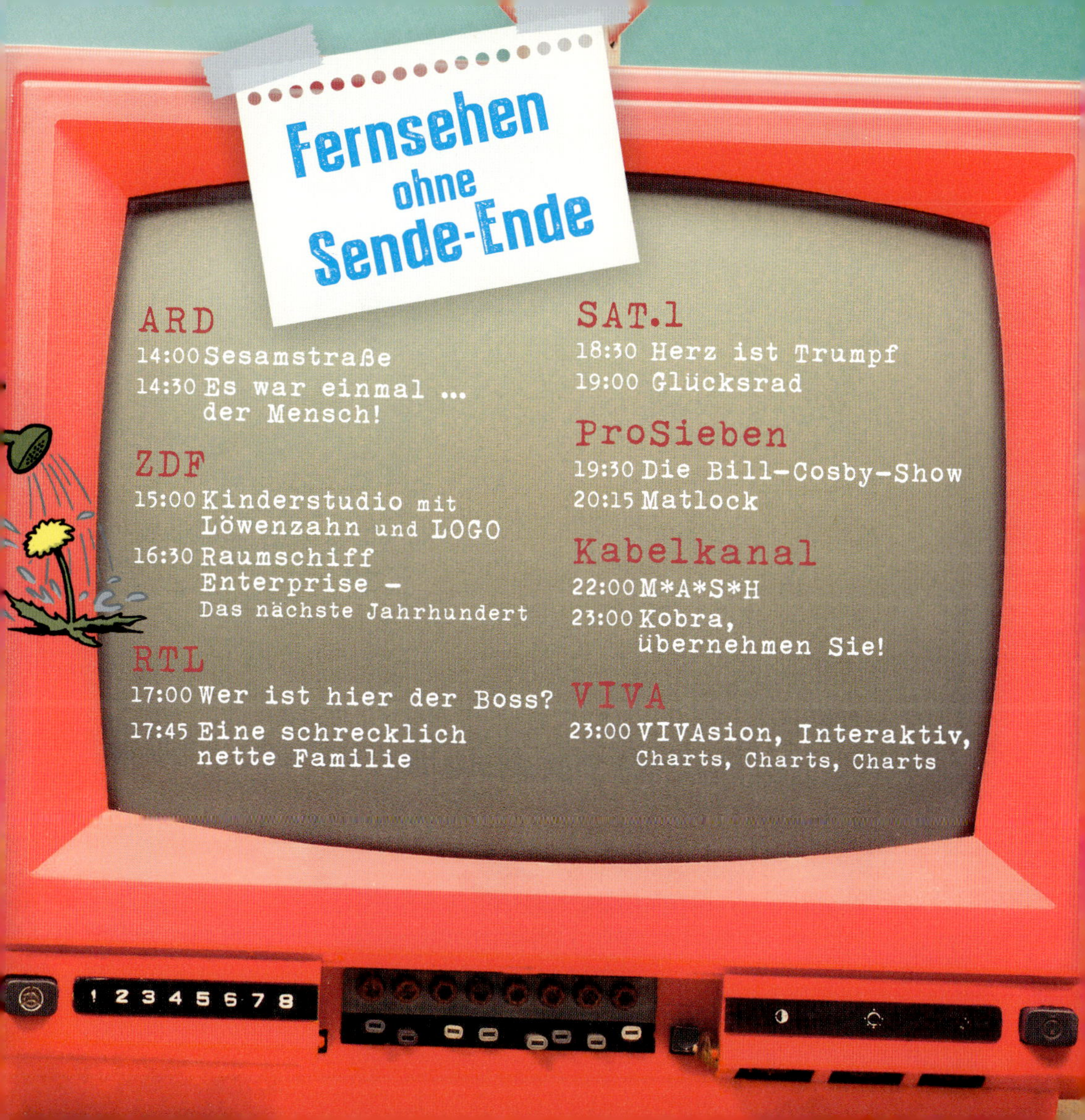
Fernsehen ohne Sende-Ende
ARD
14:00 Sesamstraße
14:30 Es war einmal ... der Mensch!
ZDF
15:00 Kinderstudio mit Löwenzahn und LOGO
16:30 Raumschiff Enterprise – Das nächste Jahrhundert
RTL
17:00 Wer ist hier der Boss?
17:45 Eine schrecklich nette Familie
SAT.1
18:30 Herz ist Trumpf
19:00 Glücksrad
ProSieben
19:30 Die Bill-Cosby-Show
20:15 Matlock
Kabelkanal
22:00 M*A*S*H
23:00 Kobra, übernehmen Sie!
VIVA
23:00 VIVAsion, Interaktiv, Charts, Charts, Charts
1 2 3 4 5 6 7 8

# Baujahr 1980 Als die Compi-Spiele laufen lernten

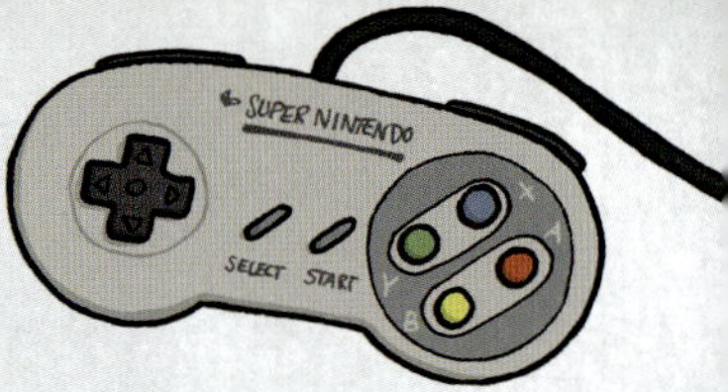


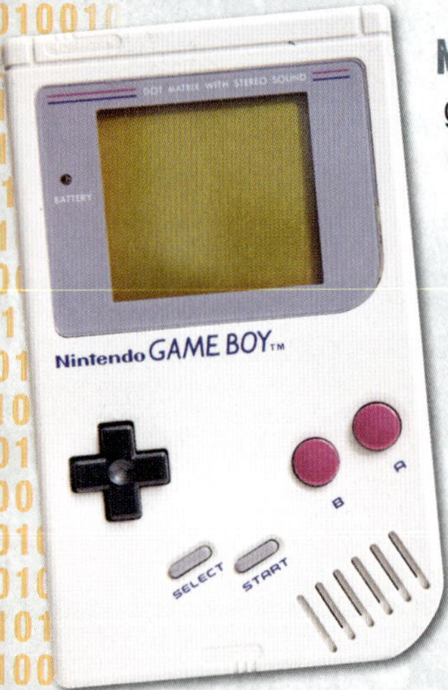


**Mit der Mauer** fiel nicht nur ein wirklich ätzendes Stück Weltgeschichte, mit ihr zusammen begann man auch mit dem Abriss der Welt, wie unsere primitiv-analogen Vorfahren aka Eltern sie kannten. Hatten die sich gerade mit einigem Misstrauen irgendwie an Privatfernsehen, Home-Computer und Videospiele gewöhnt, mussten sie nun sprachlos zuschauen, wie dieses ganze neumodische Geraffel immer kleiner und transportabler wurde.

**„Früher“**, das war plötzlich nicht mehr „vor vielen, vielen Jahren“, sondern markierte maximal das letzte Weihnachtsfest, wo nun unter dem Tannenbaum zuerst ein Gameboy und dann ein Discman oder ein Tamagotchi auf uns warteten und uns halfen, endlich da unsere Zeit totzuschlagen, wo es bitter nötig war: An der Bushaltestelle, im Wartezimmer oder am Treffpunkt, bis unsere Freunde kamen.

**Denn auch, wenn wir nun den technischen Fortschritt** in der Hosentasche mit uns trugen, hatte kaum einer von uns ein Handy zur Verfügung. Handys waren das Angeber-Tool schlechthin, und ihre öffentliche Nutzung war ein brachialer Beweis massiv schlechter Kinderstube. Was allerdings einige narzisstisch veranlagte Mitmenschen nicht davon abhielt, Plastik-Dummies der sauteuren Telefone mit sich spazieren zu tragen

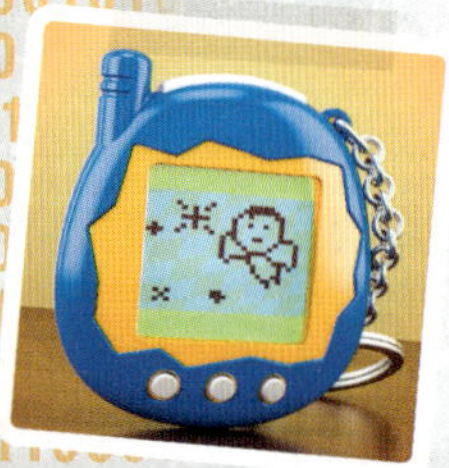

Wir waren die Ersten, die jeden Spiele-Spaß einfach mit auf die Straße nehmen und unser Haustier und die Plattensammlung in einem Rucksack mit uns herumschleppen konnten.

und via Knopfdruck Anrufe zu simulieren. Weil wir noch die Sozialtechniken der analogen Menschheit kennengelernt hatten, konnten wir uns auch sehr gut ohne diese Dinger verabreden.

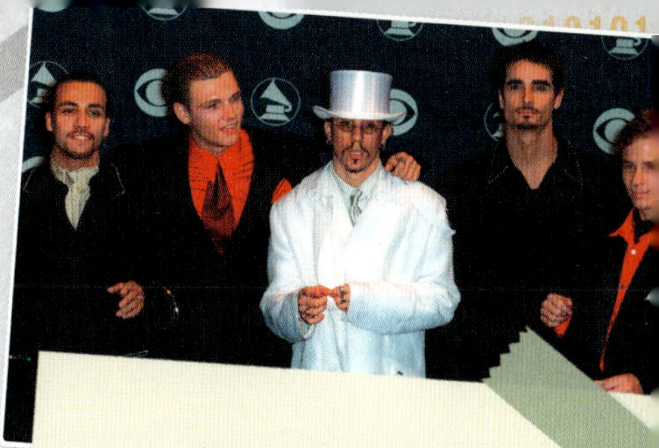

**Wir schafften es** eigentlich immer, auch größere Gruppen zeitgleich an einem Ort zu versammeln. Weil CDs oder Gameboy-Spiele ganz schön teuer waren, tauschten wir untereinander und bildeten so ganz ohne Insta- oder WhatsApp-Gruppe eine Sharing-Community. Krass.

Girls 'n' Boys 'n' Rock 'n' Roll.

Dank Discman sang die komplette Weltelite für uns, während wir auf den Bus oder vor der Telefonzelle warteten.

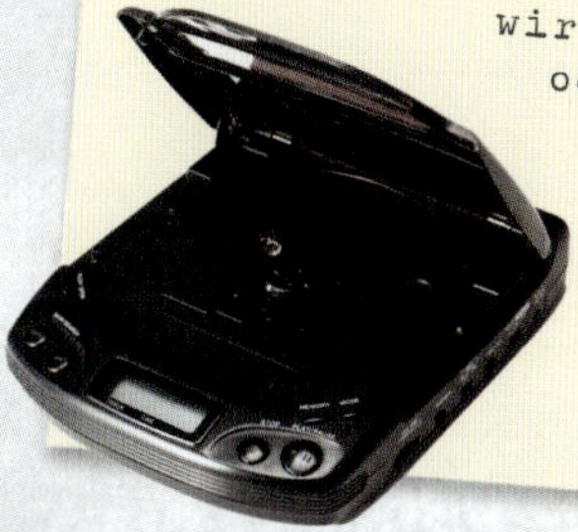

**Allerdings hörte man allerorten immer wieder von diesem Internet ...**

**... und bald Kannte** zumindest jeder von uns jemanden, der jemanden mit einem Internet-Anschluss kannte. Leider erfüllte diese neue Technologie selten unseren Anspruch an Schnelligkeit. Die Einwahl über die Telefonbuchse mihilfe eines 56k-Modems war bestenfalls ein akustisches Spektakel, und bis sich dann eine dieser „so called“-Webseiten aufgebaut hatte, war unser Tamagotchi bereits zweimal verhungert. Fazit: massiv unbefriedigend, wie auch Bill Gates schon 1993 erkannte, als er das Internet zum bloßen Hype erklärte. Eine Weitsicht, die nach ihm nur noch der Chef von Nokia bewies, der das iPhone als Spielzeug abtat. Wir kamen ohnehin bestens ohne Mails und Mobiltelefonie zurecht. Auf dem Gameboy kämpften wir mit „Zelda“ und „Super Mario“ um Punkte, während uns auf unserem Discman die neueste „BRAVO-Hits“ mit der Musik versorgte, die uns nun gemeinsam an unsere Jugend erinnert.

Baujahr 1980

# Unser Zaster für Blockbuster!

**Die Wettbewerber im Marktsegment Freizeit legten sich mächtig ins Zeug.**

**Die Konkurrenz um unser (immer zu knappes) Taschengeld** wurde mit jedem Jahr größer. Popstars, Modeboutiquen, Elektromärkte – alle wollten etwas davon haben. Kein Wunder, dass sich die Wettbewerber im Marktsegment Freizeit mächtig ins Zeug legten, um unsere paar Kröten in ihre Griffel zu bekommen.

**Das galt besonders für das Kino,** das mit der Videothek besonders fette Konkurrenz bekommen hatte. Um uns aus dem Partykeller oder dem Wohnzimmer zu locken, wo wir ja mit unseren Freunden alles anschauen konnten, was man uns im Kino nie hätte ansehen lassen, gab Hollywood dann einfach mal so richtig Gas. Auch wenn jeder Kinobesuch mit manchmal bis zu 15 DM (ohne Popcorn und Cola) echt wehtat, konnten wir gar nicht anders – und Filme wie „König der Löwen", „Ein Schweinchen namens Babe", „Space Jam" und „Titanic" waren jede einzelne Penunze wert.

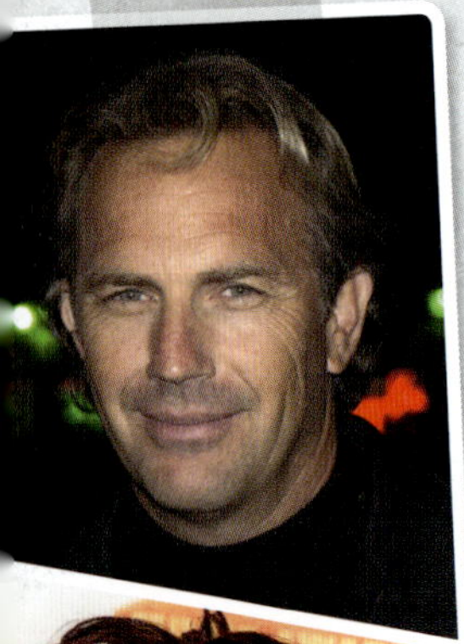

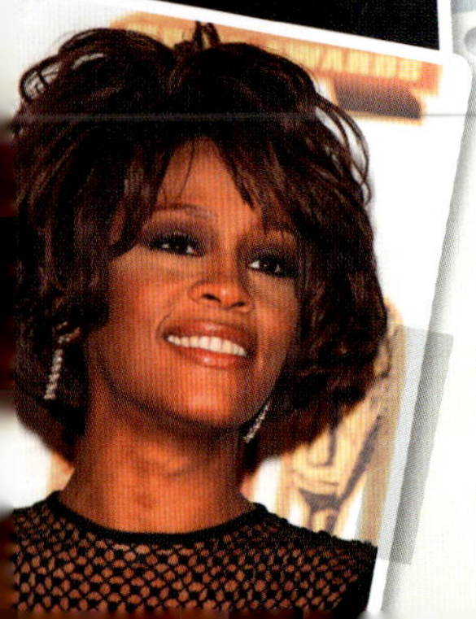

Die einen liebten sie, die anderen hätten sich gewünscht, Hannibal Lecter hätte sie sich geholt: Kevin Costner und Whitney Houston waren das Paar, das in den 90ern den Kinosaal zerriss und die Grunge-Bewegung ins Rollen gebracht haben soll, weil so viel Schmalz nur mit elektrischen Gitarren bekämpft werden konnte.

**Wir lachten uns scheckig** über Jim Careys Grimassen in „Die Maske" und fürchten uns bis heute vor Hannibal Lecter im „Das Schweigen der Lämmer".

# And the Oscar goes to … 10-mal Kino, das den Zirkus noch wert war!

**1989: „Rain Man"** mit Dustin Hoffman

**1990: „Miss Daisy und ihr Chauffeur"** mit Morgan Freeman und Dan Akroyd

**1991: „Der mit dem Wolf tanzt"** mit Kevin Costner

**1992: „ Das Schweigen der Lämmer"** mit gefälschtem Schülerausweis (Sonst wären wir da nie reingekommen!)

**1993: „Erbarmungslos"** mit Clint Eastwood und immer noch demselben Ausweis

**1994: „Schindlers Liste"** mit der Schulklasse

**1995: „Forrest Gump"** mit Tom Hanks und mit der ersten Knutschbekanntschaft

**1996: „Braveheart"** mit Mel Gibson

**1997: „Der englische Patient"** mit der ersten festen Absicht

**1998: „Shakespeare in Love"** mit dem zweiten Festanschluss

**1999: „Titanic"** egal mit wem, es war w u n d e r s c h ö n !

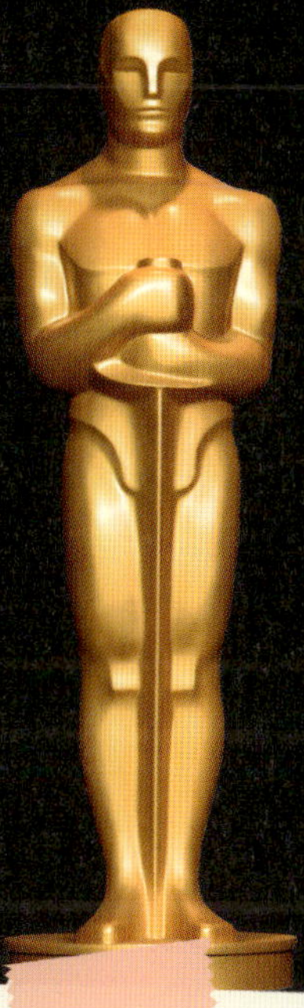

Der Oscar wird nach wie vor jedes Jahr an irgendwelche Filme und Schauspieler vergeben, anstatt ihn, wie es richtiger wäre, einfach für immer jedes Jahr an „Titanic" und Leonardo di Caprio und Kate Winslet zu vergeben.

# 1980 Baujahr

# Free Belly! Bauchfrei und die Hosen in den Knien!

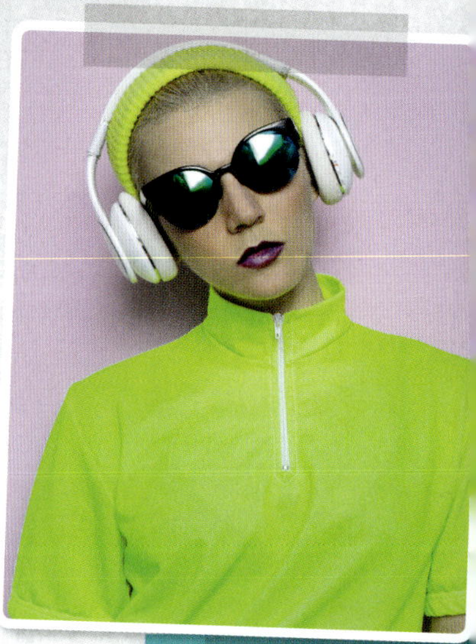

**Wir waren alle Farbige. Überall.**

**Mit den Jahren wuchs an und in uns,** neben Schamhaaren und Pickeln, die Erkenntnis, dass auch wir der Nachwelt etwas zu hinterlassen hatten, bevor wir in den dunklen Stollen des Erwachsenseins hinabsteigen mussten: eine eigene Jugendkultur, über die man Jahre später nur noch befremdet den Kopf schütteln und sich fremdschämen konnte.

**Darum erfanden wir den Girlie-Look.** Auch für die Jungs. Wir trugen Zöpfe und waren die Ersten mit Nasen-Piercings. Die Hosen hingen auf den Hüftknochen und hießen „Hipsters", was dasselbe war wie die guten, alten Baggy Pants. Drunter gingen Springerstiefel von „Buffalo" oder „Doc Martens" oder die Chucks, die wir auch bei minus 30 Grad trugen. Alles unbedingte Must-haves, ohne die man in den Neunzigern nur ein halber Teenager war.

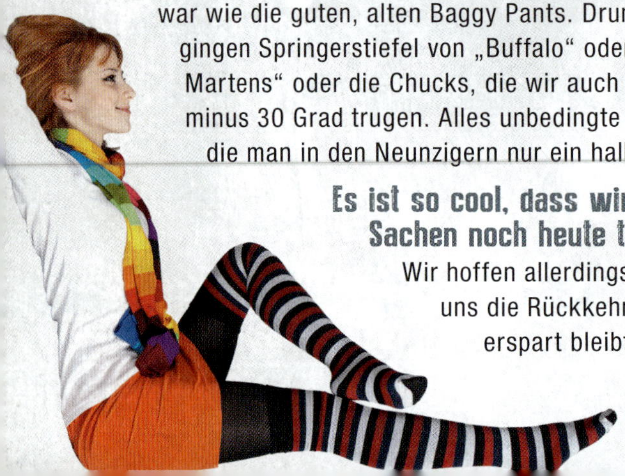

**Es ist so cool, dass wir diese tollen Sachen noch heute tragen können.** Wir hoffen allerdings inständig, dass uns die Rückkehr des Batik-Shirts erspart bleibt. Bitte!

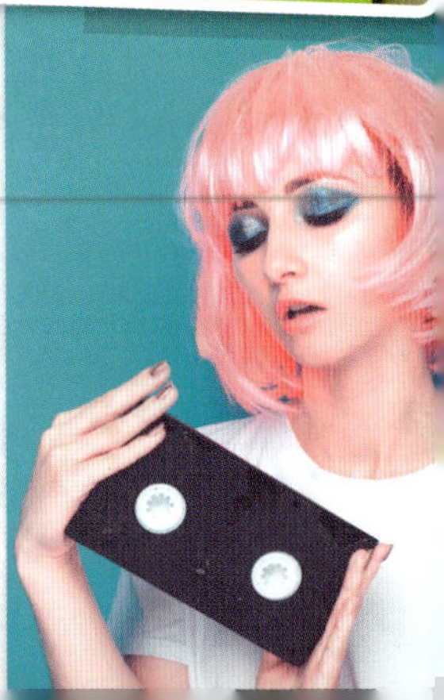

# Baujahr 1980 Music is what I'm living for (DJ BoBo)

**Der Wind of Change hatte nicht nur die Mauer umgeblasen.** Auch in der Musik war nichts wie früher. Die wurde nämlich plötzlich cool und von Jahr zu Jahr immer noch besser!

**Von Moskau bis Lissabon** hörten nun alle das, was es auf MTV zu sehen gab. Wir natürlich mittendrin. Weil das Internet nur eine Sache für totale Nerds und für jede Art von Kriminellen war, KAUFTEN wir die Songs unserer Helden auf CD, die wir in unserem Discman überall mit uns herumschleppten. Wir rockten und litten mit Kurt Cobain und Nirvana, zappelten zu Ace of Base und Snap und lernten die ellenlangen Rap-Texte von LL Cool J. Wenn wir es verträumt haben wollten, griffen wir zu einer Kuschelrock-CD.

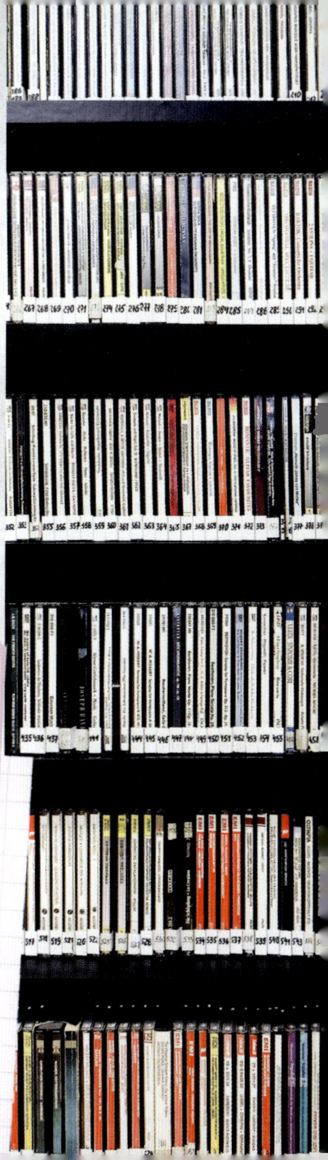

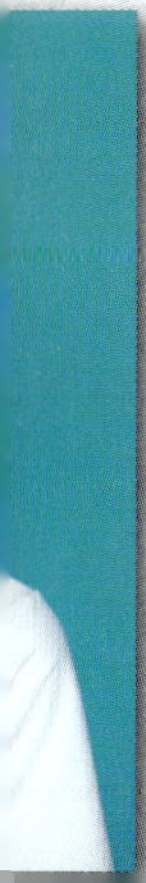

Weil unsere Musiksammlung noch nicht in unsere Hosentasche passte, nutzten wir billige Holzregale als Stauraum für unsere CD-Sammlungen und machten so aus einem schwedischen Pressspan-Händler das größte Möbelhaus der Welt.

Für jede Stimmung ein Star. Wir brauchten keine Playlists, um gute Musik für jeden Anlass zu finden. Die Radios und Fernsehsender waren rappelvoll davon.

**Weil es noch keine Casting-Shows im Fernsehen gab**, waren unsere Stars noch echte Musiker, die viele Fans brauchten, bis sie es endlich zu Kristiane Backer oder Heike Makatsch ins Studio schafften. Musik, das war Benzin für unsere Ohren: Sie ging direkt in die Beine, und es gab sie für jede Art der Fortbewegung.

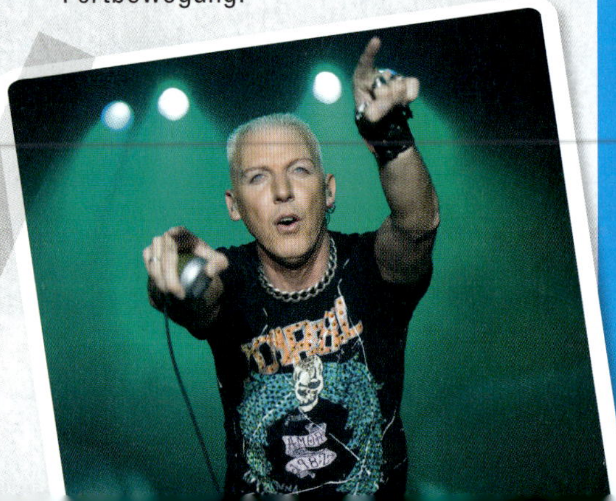

**Musik für auf die Schnelle:**

*Hyper Hyper* . . . . . . . . . . *Scooter*
*Scatman*. . . . . . . . . . . . *Scatman*
*Cotton Eye Joe* . . . . . . . . *Rednex*
*Tears Don't Lie* . . . . . . . . *Mark Oh'*
*Fire Starter* . . . . . . . . . . *The Prodigy*
*Captain Jack* . . . . . . . . . *Drill Instructor*
*California Love* . . . . . . . . *2Tac feat. Dr. Dre*
*Eine Insel mit 2zweiBergen* . *Dolls United*
*Eins, zwei, Polizei*. . . . . . *Mo-Do*
*Mmmbob* . . . . . . . . . . . *Hanson*
*Herz an Herz* . . . . . . . . . *Blümchen*
*Self Esteem* . . . . . . . . . . *Offspring*
*I Wanna Be A Hippie* . . . . . *Technohead*
*Stayin' Alive*. . . . . . . . . . *N'Trance*
*Move*. . . . . . . . . . . . . . *H-Blockx*
*Los Del Río* . . . . . . . . . . *Macarena*

**Moment, da fehlen aber noch ein paar Hits für auf die Schnelle!**

1 ___________________________________

2 ___________________________________

3 ___________________________________

4 ___________________________________

## Musik zum Runterschalten in den coolen Gang:

| | |
|---|---|
| Ready Or Not | Fugees |
| Warren G | Regulate |
| Imi Kamoze | Here Comes The Hotstepper |
| Beck | Loser |
| Mutter, der Mann mit dem Koks ist da. | T-MA a.k.a. Falco |
| H-Blockx | Risin´High |
| Faithless | Insomnia |
| Coolio | Gangsta´s Paradise |
| Fettes Brot | Jein |
| Luniz. | I Got 5 On It |
| Beatsystem | Fresh |
| Ghetto People | In The Ghetto |
| Down Low | Murder |
| LLCool J | Doing It |
| Shaggy | Oh Carolina |
| US3 | Cantaloop |
| Mark Morrison | Return Of The Mack |

**Hallo? Und was ist mit diesen Gang-Optimierern?**

1 ________________________________

2 ________________________________

3 ________________________________

4 ________________________________

## Musik in der Chill-Out-Zone:

| | |
|---|---|
| Without You | Mariah Carey |
| It´s alright | East 17 |
| Mmm Mmm Mmm Mmm | Crash Test Dummies |
| Always. | Bon Jovi |
| Conquest Of Paradise. | Vangelis |
| Mishale | Andru Donalds |
| Back For Good | Take That |
| Killing Me Softly | Fugees |
| Waterfalls | TLC |
| If I Ruled The World. | NAS |
| Earth Song | Michael Jackson |
| One Of Us | Joan Osbourne |
| Where The Wild Roses Grow. | Kylie Minogue & Nick Cave |
| I Believe I Can Fly | R. Kelly |
| Candle In The Wind | Elton John |

**Hä? Nie gefummelt in den 90ern? Da fehlen doch die besten Angräber-Songs, zum Beispiel:**

1 ________________________________

2 ________________________________

3 ________________________________

4 ________________________________

Baujahr **1980**

# Die 90er – Das Beste kommt zum Schluss!

Wir hatten aber vor allem eines – jede Menge Spaß.

**In Gänze betrachtet war das 20. Jahrhundert** alles andere als vergnügungssteuerpflichtig. Zwei Weltkriege, die Geburt des globalen Terrors, Massenvernichtungswaffen, deren Zerstörungskraft nicht einmal einem Jules Vernes in den Sinn gekommen wäre … Da wurde es dringend Zeit für ein bisschen Spaß und Entspannung. Darum bemühten wir uns in der letzten Dekade – und machten Party bis 1999.

**Natürlich war auch in den 90s nicht alles Friede, Freude, Eierkuchen.** Im Gegenteil. Kaum war der Kalte Krieg zu Ende, kam es einigen schießwütigen Generälen in den Sinn, die Feuerkraft ihrer über Jahre aufgebauten Waffenarsenale im Irak oder im ehemaligen Jugoslawien auszuprobieren. Aber es gab auch Grund zur Hoffnung: Nelson Mandela wurde der erste schwarze Präsident Südafrikas, und wir in Deutschland bekamen einen grünen Punkt und fünfstellige Postleitzahlen. Mit Clinton wurde ein Mann Präsident, der aus einer Family-Soap entnommen zu sein schien. Dem „Denver-Clan", wie sich leider später herausstellte.

**Die Computer,** noch mehr belächelt als gefürchtet, begannen ihr Werk, und wir wissen bis heute nicht, was genau wir davon gut oder schlecht finden sollen. War denen im Silikon Valley wohl auch egal, jedenfalls mussten wir dann plötzlich alle ins Internet – was so einfach funktionierte, dass sogar Boris bald „drin" war.

Zwei Männer mit „H", die in den 1990ern verlässlich für Stimmung sorgten. Leider nur einer von beiden für durchgehend gute!

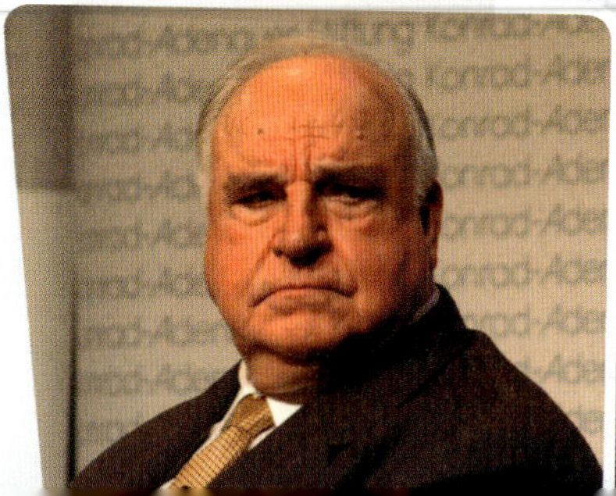

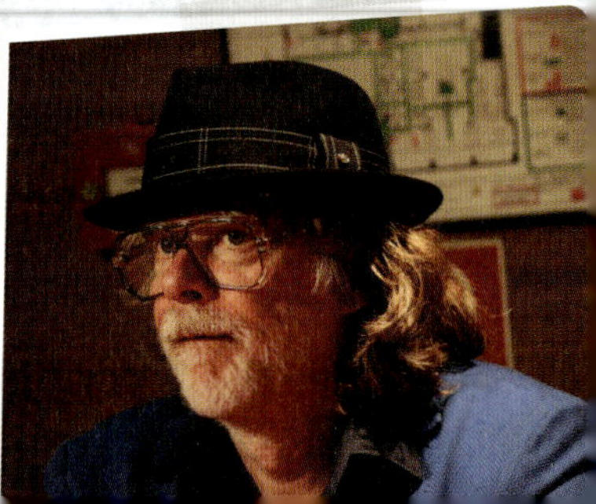

# 1990 – 1999

Das waren Zeiten!

## 1990

**Die Wiedervereinigung!** Und noch geiler: **Fußballweltmeister!** Wir sind wieder ein Volk – und was für eins! Doch der Preis dafür ist hoch: **Kohl bleibt Bundeskanzler.** Der Abriss der Mauer beginnt. Voreilig, wie viele später finden werden. Voreilig wohl auch die Verleihung des Grammys an Milli Vanilli, die auf ihren Platten gar nicht selbst gesungen hatten. Das ist 1990 noch eine Meldung. Unschön. Schöner ist da die „Pretty Woman" im Kino und das erste **Wacken Open Air,** bei dem es für 12 Mark Bands wie Axe 'n Sex zu sehen gibt. Von Iron Maiden noch keine Spur …

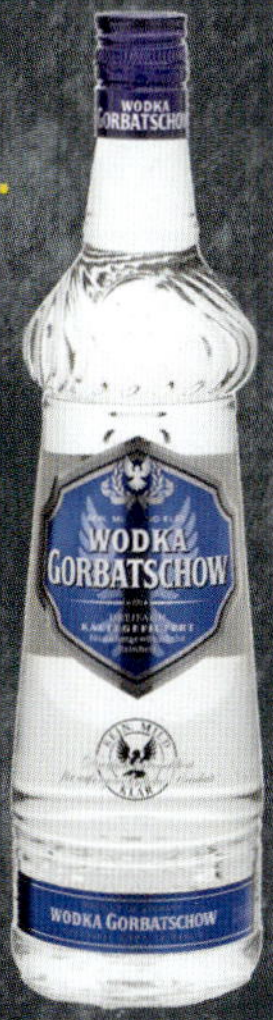


## 1991

**Aus Raider wird Twix** und aus der UdSSR die GUS. Aus Gorbatschow wird deswegen Jelzin. Beide haben irgendwie mit Wodka zu tun. Das Kino ist komplett Kevin und tanzt als Robin Hood mit dem Wolf allein zu Haus. **Der 2. Golfkrieg** hat fatale Folgen für die deutsche Brauwirtschaft im Besonderen und für die demographische Entwicklung im Allgemeinen, da wegen des Krieges der Karneval ausfällt.

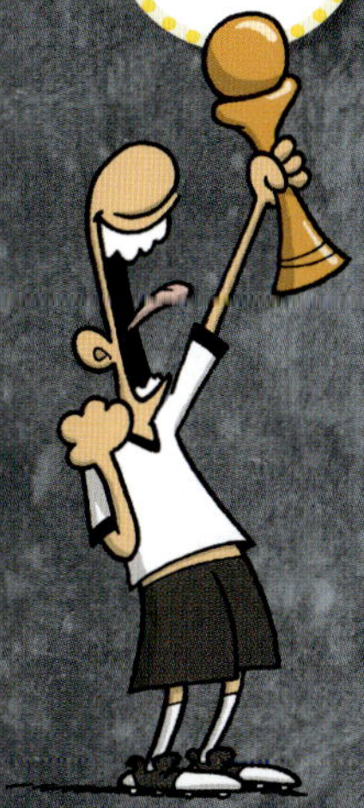

Die Erfolgsformel Wodka-Gorbatschow beendete letztlich den Kalten Krieg. Jelzin trank reichlich von dem Feuerwasser, weil er darin die Weisheit seines Vorgängers vermutete. Letztlich waren es dann ein paar Glas Nost zu viel, um die Umgestaltung der Perestroika in eine Nastrovje für alle umzufüllen – äh – zu gestalten.

**1992** Die Päpstliche Akademie der Wissenschaften gibt ihren Abschlussbericht zum **Fall Galilei** ab. Fazit: Der Mann hatte zumindest nicht unrecht. Während sich die Erde nun auch im christlichen Weltbild um die Sonne dreht, wird der erste **Exoplanet** entdeckt. Gott hat offenbar Humor und foppt die Seinen gerne schon mal.

**1993** Das **Show-View-System für Videorekorder** wird eingeführt. Eine Revolution, von der im selben Jahr geborene Menschen bis heute noch nie gehört haben. **VIVA geht auf Sendung** und zeigt nun auch Videos von **AFKAP**, der nun nicht mehr **Prince** heißt. Der 1991 eingeführte Soli zeitigt endlich die gewünschten Erfolge, denn die Ossis **Henry Maske** und **Franziska van Almsick** werden Weltmeister.

**1994** **Michael Schumacher**, von der Boulevardpresse liebevoll „Schummel-Schumi" getauft, gewinnt seine erste von insgesamt sieben(!) Weltmeisterschaften. Beim Fußi läuft's nicht so dolle: **Aus für die N-11 im Viertelfinale der WM** – trotz der geilen WM-Hymne „Far away in America" der Village People. Far away in Südafrika wird **Nelson Mandela** Präsident, was uns aber auch nicht darüber hinwegtrösten kann, dass der letzte lebende Rockstar, **Kurt Cobain**, sich stilsicher mit 27 das Leben nimmt.

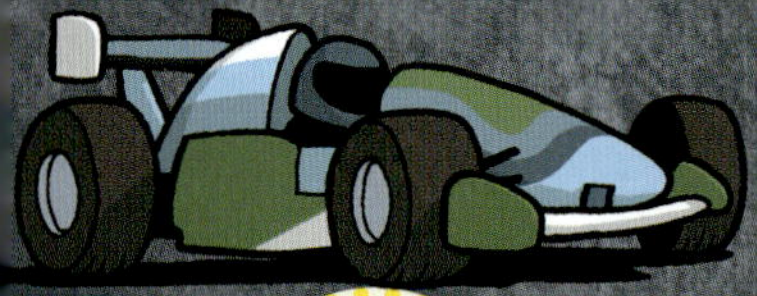

**1995** Mit der **„Harald Schmidt Show"** startet die erste deutsche Late-Night, die diesen Namen auch verdient. In Hannover treffen sich Tausende von Punks zu den **Chaostagen** und stellen uns vor eine große Frage: Wo waren die bloß seit den 70ern zwischengelagert? Endgelagert wird die **Shell-Ölplattform Brent Spar** nun doch nicht in der Nordsee. Greenpeace verhindert diesen Skandal, der zum Himmel stinkt und von den

Doofen mit dem Lied „Mief“ hinreichend umschrieben wird. **Michael Jackson** erzählt der Welt „HIStory“, eine tolle Platte, für die er aber in der **Bundesliga** keine drei Punkte geschenkt bekäme, die dort nun als neue Siegprämie eingeführt werden.

Der „King of Pop“ lebte in einem eigenen Freizeitpark und hatte einen Affen zum Freund. Normal halt.

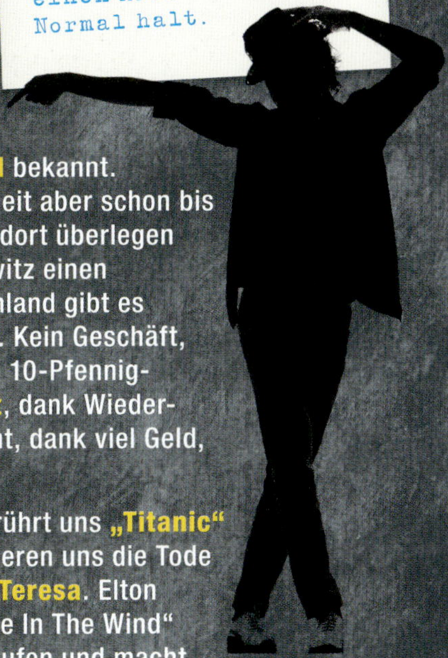

## 1996

In England wird **der erste BSE-Fall** bekannt. Tatsächlich scheint sich die Krankheit aber schon bis Polen ausgebreitet zu haben, denn dort überlegen Politiker, im ehemaligen KZ Auschwitz einen Supermarkt zu eröffnen. In Deutschland gibt es nun 35 Millionen **E-Mail-Adressen**. Kein Geschäft, findet die Telekom, und streicht die 10-Pfennig-Gebühr pro Versand. **Clinton bleibt**, dank Wiederwahl, im Weißen Haus, **Schumi** geht, dank viel Geld, zu Ferrari.

## 1997

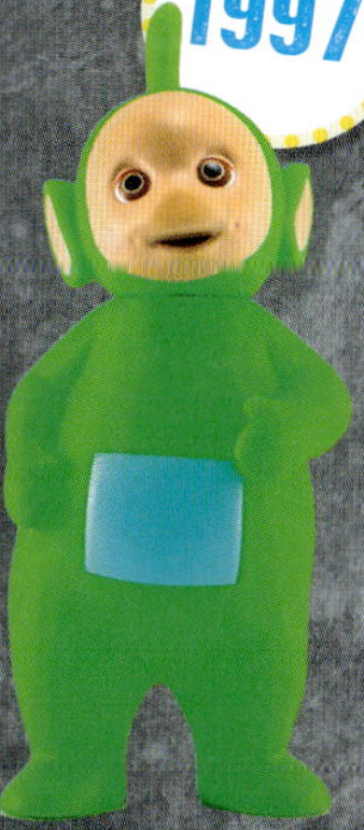

Trauriger geht es nimmer. Im Kino rührt uns **„Titanic“** zu Tränen, im realen Leben schockieren uns die Tode von **Prinzessin Diana** und **Mutter Teresa**. Elton John bringt mit seinem Lied „Candle In The Wind“ dieses Meer der Tränen zum Überlaufen und macht die Single zur meistverkauften Platte aller Zeiten. Damit es wenigstens im Fernsehen was zu lachen gibt, kommen die **„Bullyparade“** und **„Switch“** in die Glotze. **Technofans,** die sonntagmorgens von tagelangen Raves zu Hause einfliegen, versuchen sich mit den **„Teletubbies“** zu erden und machen die Erdmännchen damit zu einem Riesenhit.

## 1998

Während **Bill Clinton** beinahe über eine Vier-Augen-Begegnung im Oral Office stolpert, siegt sich **Gerhard Schröder** ins Kanzleramt und schickt den ewigen Helmut in Rente. Der lustige Gerd im Brioni-Anzug ist sogar für die **RAF** zu viel – sie erklärt sich offiziell für aufgelöst. Dass mit dem **1. FC Kaiserslautern** zum ersten Mal ein Aufsteiger zum Deutschen Meister wird und wir uns von einem zauseligen Clown beim **Eurovision Song Contest** vertreten lassen müssen, legt die Vermutung nahe, dass irgendwer dem Jahr '98 etwas in den Kaffee getan haben muss!

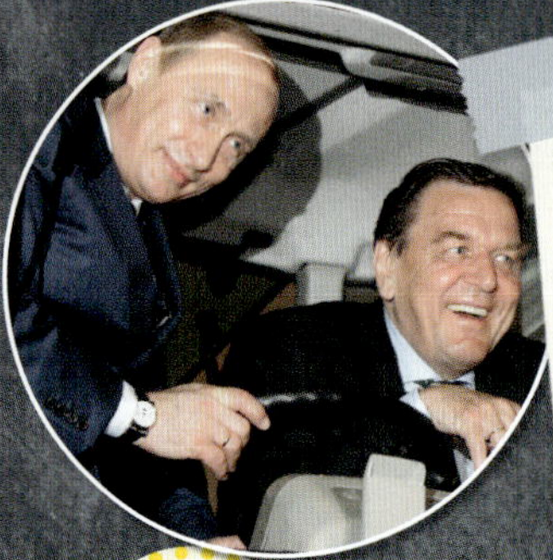

Gerd Schröder stand Gerüchten zufolge gleich nach seiner Wahl zum Kanzler kurz davor, die Bundesrepublik an seinen Freund Putin zu verkaufen. Erst als Schröder merkte, dass Russland nicht, wie besprochen, Deutschland gegen Hawaii eintauschen konnte, platzte der Deal.

## 1999

Das Jahrtausend endet spektakulär mit einer **totalen Sonnenfinsternis**. Vielleicht ein schlechtes Omen? In Russland jedenfalls übernimmt schon mal **Wladimir Putin** das Kommando. Die **Bundesregierung** zieht endgültig von Bonn nach Berlin. Eine teure Angelegenheit, die wir Bürger mit einer Mehrwertsteuererhöhung von 15% auf 16% gerne sponsern. Im Fernsehen stellt Günther Jauch zum ersten Mal die Frage: **„Wer wird Millionär?"** Heute kennen wir die Antwort: Günther Jauch.

# Baujahr 1980 Am Ende ist immer Wochenende

**Das Leben wurde immer schneller** und zeigte plötzlich hier und da auch mal seine tückischen Seiten. Die erste Liebe kam und ging, womit nicht jeder von uns gleich gut klarkam. Manche von uns mussten unter der Wucht des emotionalen Einschlags schulische Einbrüche hinnehmen, die sie zu einer Ehrenrunde zwangen.

**Andere verirrten sich** in dem nun wild wuchernden Dschungel der Gaming-Industrie und tauchten erst Monate später aus verdunkelten Zimmern wieder auf. Die meisten von uns allerdings genossen einfach ihre Wochenenden.

**Zunächst bei durchtanzten Nächten in den Clubs** oder bei LAN-Partys, zu denen wir unsere klobigen PCs mitschleppen mussten – wie auch immer wir das gemacht haben! Dann, mit dem Abschluss unserer

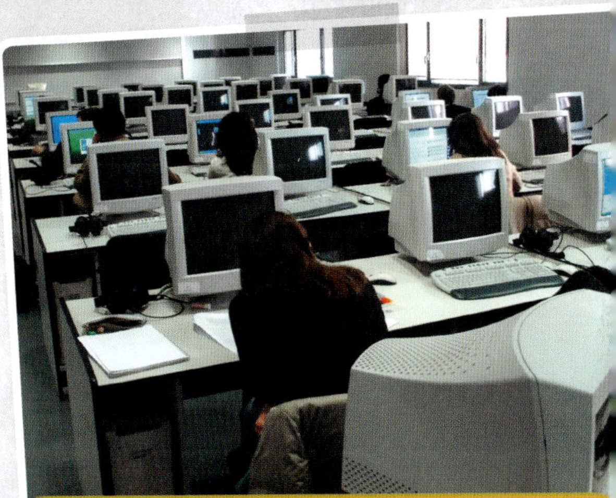

Es sah aus wie bei einer stinknormalen LAN-Party, entpuppte sich aber als der „Fliegende Holländer" in unsere Zukunft. Als wir merkten, dass man in diesem „Büro"-Game nicht auf den Compis, sondern in der Kaffeeküche gegeneinander antritt, war es schon zu spät.

Viele von uns suchten im Studium oder neben der Ausbildung im Hamburger den sicheren Hafen.

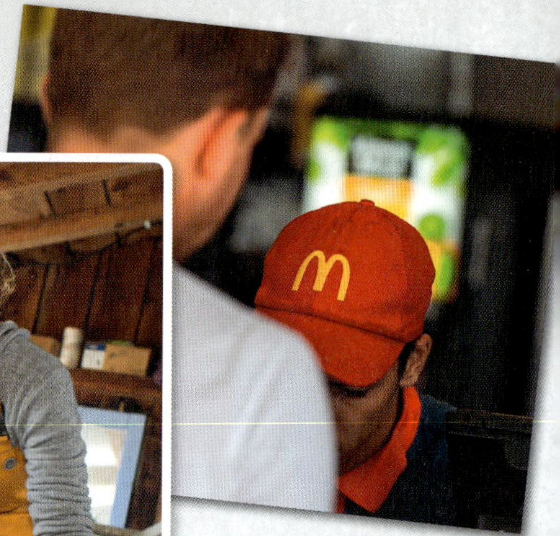

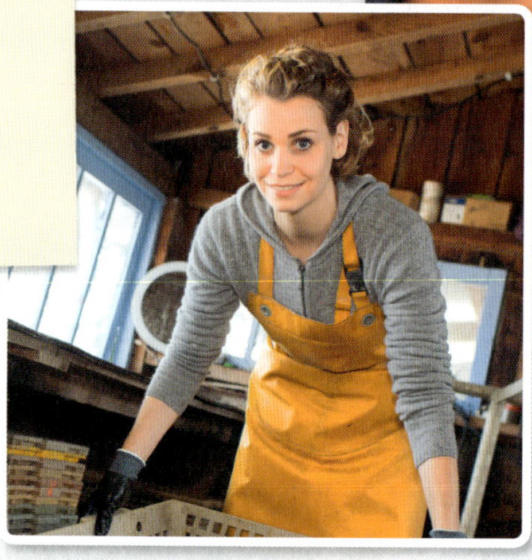

**Auskömmliche Transferleistungen durch die Eltern waren noch weitgehend unbekannt.**

Schulausbildung, blieben wir am Wochenende auch schon mal zu Hause. Die Ausbildung schlauchte, und das Studium war echt anstrengend, vor allem, weil wir es mit „Jobben“ oft selbst finanzieren mussten: Unsere Alten vertraten den aus Sicht heutiger Kids sicher diskussionswürdigen Standpunkt, dass wir lernen müssten, für uns selbst zu sorgen. Egal, kein zu großes Ding für uns.

**Wir suchten uns dafür erste eigene Buden.** Oft in kleinen WGs, manchmal auch schon mit einem Partner – und dort machten wir Erfahrungen, die uns bis heute prägen. Wie zum Beispiel, dass Waschmaschinen nicht im Keller wachsen, sondern, dass man sie kaufen oder in den Waschsalon gehen muss. Dass Pilze auch in der für sie eigentlich lebensfeindlichen Umgebung eines Kühlschranks gut gedeihen, wenn man ihnen nur genug Zeit dafür lässt.

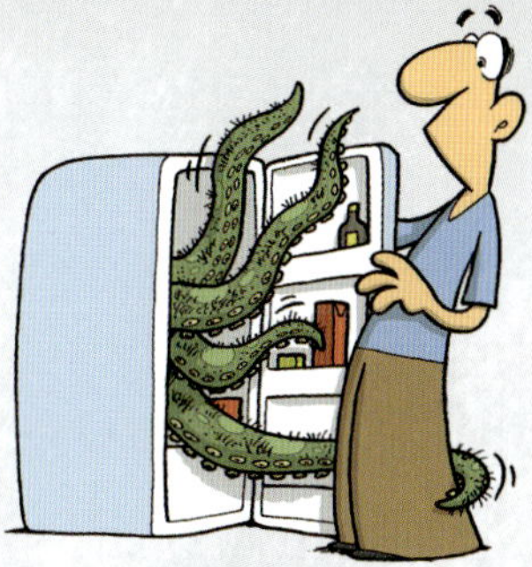

**Manche von uns entdeckten den Herd** und die wunderbare Welt der frischen Lebensmittel für sich. Leider aber auch die mühselige Arbeit, die die Folgen einer Küchenschlacht so mit sich brachte.

**Nach und nach** bekamen wir alle alltäglichen Herausforderungen in den Griff und sahen uns so schon bald gewappnet, eine eigene Familie in Angriff zu nehmen. Ein Projekt, das leider für einige von uns zu früh kam und darum nicht bei allen im ersten Anlauf klappte, das aber in manchen Fällen auch wunderbare Patchwork-Gemeinschaften begründen half, in denen wir leben und uns wohlfühlen wie unsere Großeltern in ihren Großfamilien.

Mit dem Auszug aus dem Hotel Mama nahmen die häuslichen Probleme kein Ende mehr. Und das ist auch gut so. Wäre ja sonst voll langweilig.

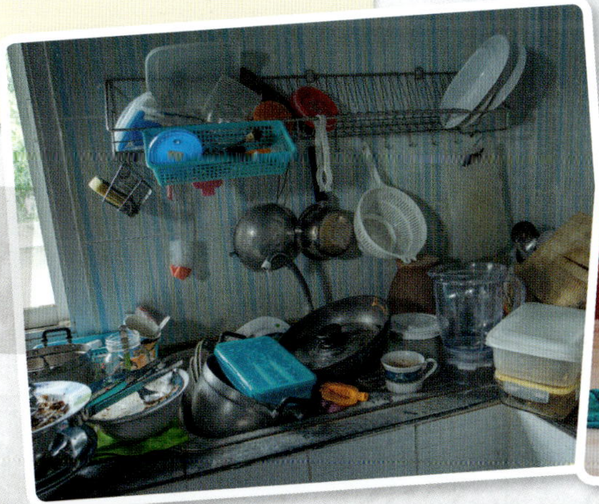

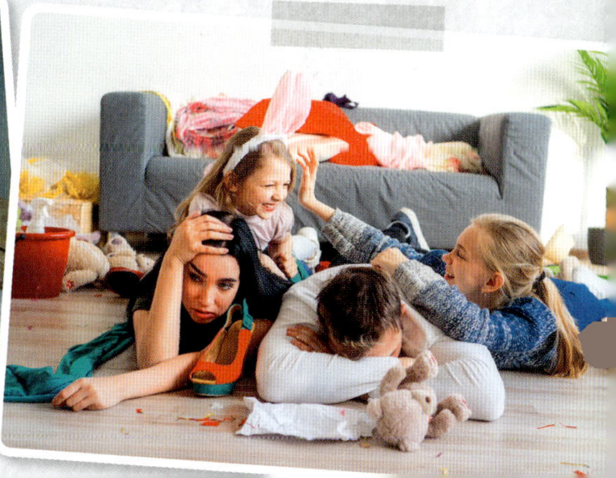

# PROMINENT & Baujahrgleich

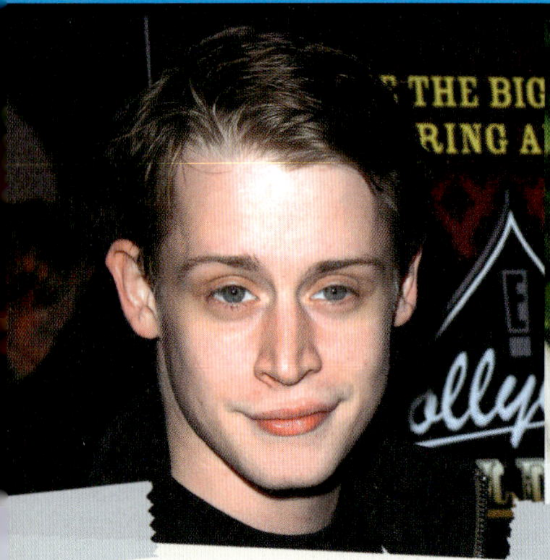

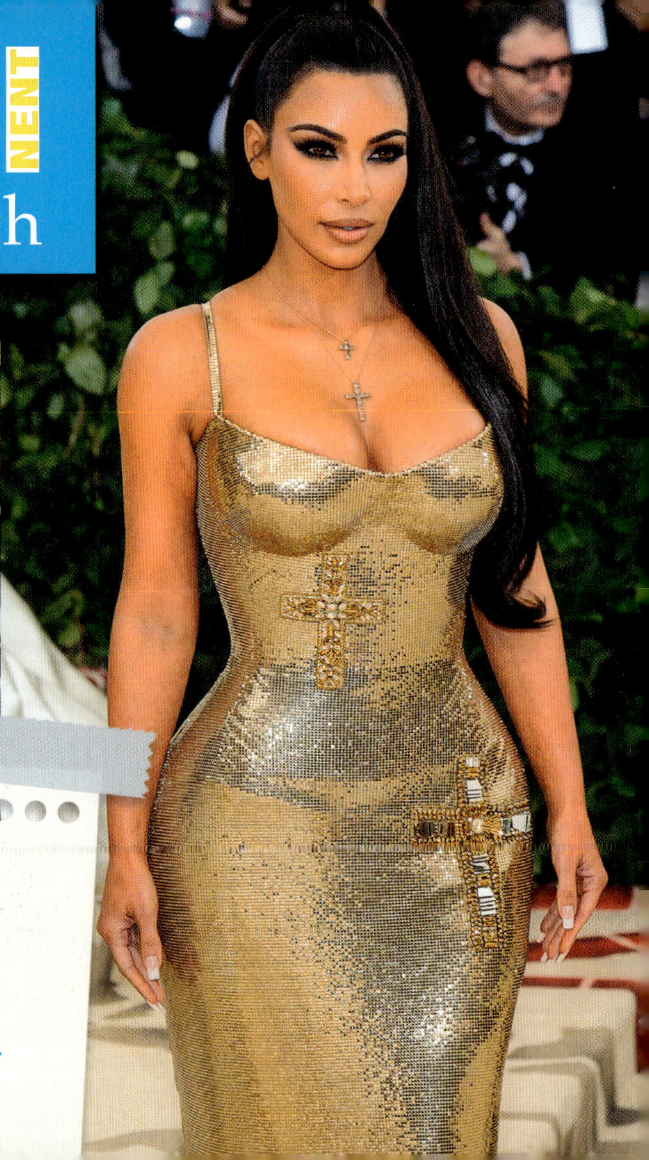

Kim, Kevin, Garry.
Oh! Mein! Gott!
Ohne uns 1980er wäre
die Erde bestenfalls
eine Scheibe und
sowohl Warner als auch
Instagram pleite.

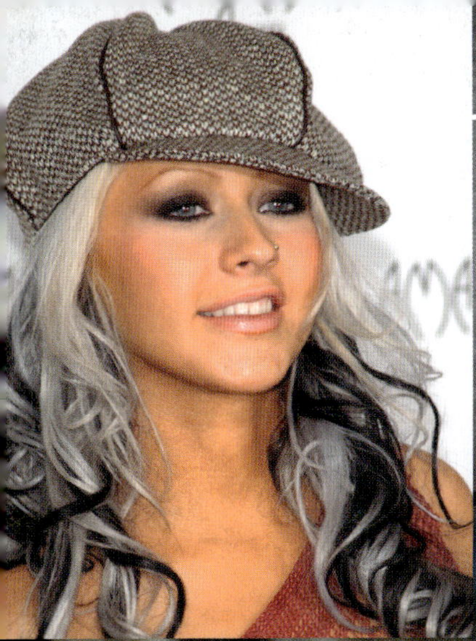
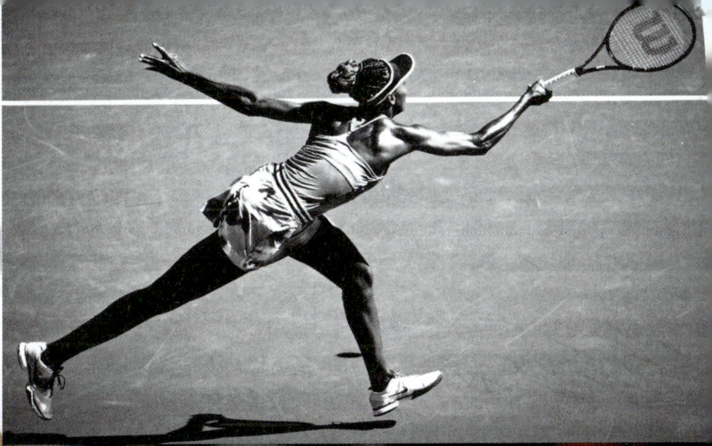
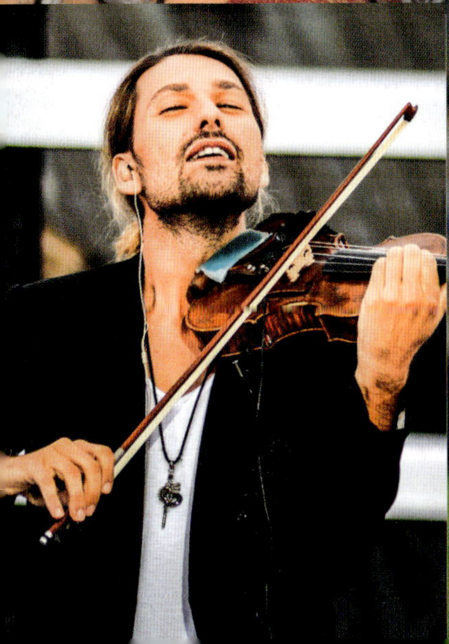
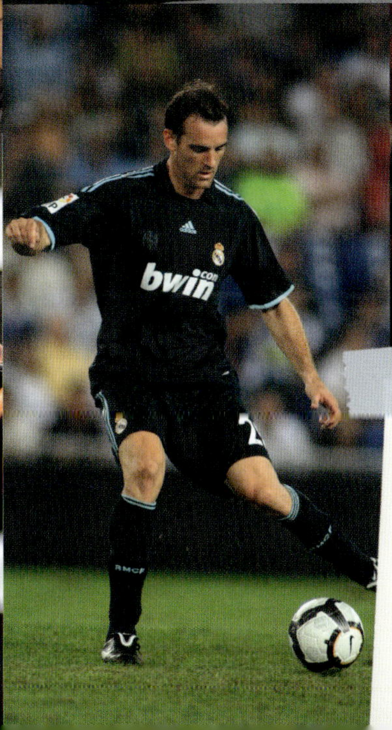
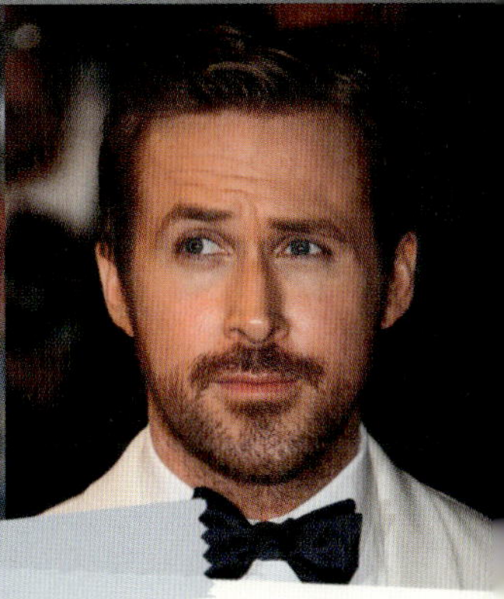

Unser Jahrgang hat einfach das Gewinner-Gen!

# Baujahr 1980 Das Ende vom Anfang

**So gingen die Jahre ins Land,** nur am Tempo hat sich für uns leider nichts mehr verändert. Jeden Tag kommen neue elektronische Helfer und Vereinfacher in unser Leben, die uns vor allem eines bringen: Unsicherheit.

**Wir haben Jobs mit Zeitverträgen,** manchmal sogar zwei davon. Von der schönen, analogen Welt, in die wir hineingeboren wurden, ist leider nicht mehr viel übrig. Wir suchen Arbeit bei LinkedIn, Partner bei Tinder, Freundschaften und Zuspruch bei Instagram oder Facebook. Wir sehen mit Sorge nach uns eine Generation groß werden, die ihr Smartphone als Sinnesorgan versteht. Das ist dann der Moment, in dem wir dankbar sind.

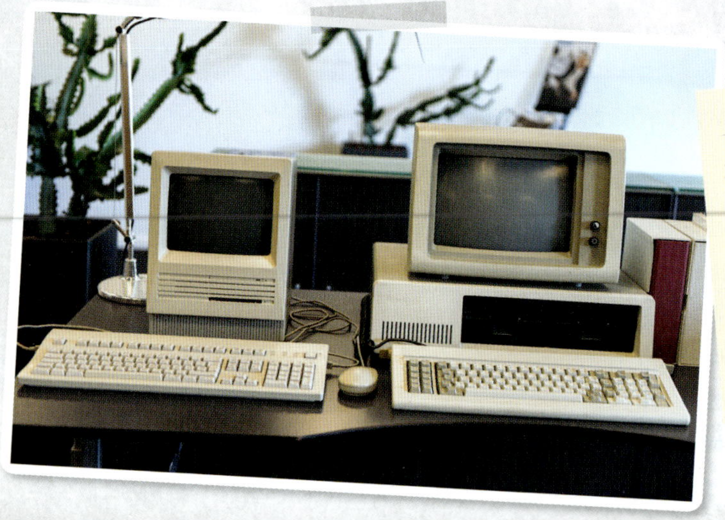

Sie waren gekommen, um zu bleiben. Warum sind die blöden Kisten nicht einfach im Raumschiff Enterprise geblieben?